母婴护理员基础知识

主编 许 虹 张 晶 张丽萍

职业技能培训丛书

浙江省职业技能教学研究所 组织编写

浙江科学技术出版社

图书在版编目（CIP）数据

母婴护理员基础知识 / 浙江省职业技能教学研究所
组织编写；许虹, 张晶, 张丽萍主编. –– 杭州：浙江
科学技术出版社, 2018.8
　（职业技能培训丛书）
　ISBN 978-7-5341-8363-8

　Ⅰ.①母… Ⅱ.①浙… ②许… ③张… ④张…
Ⅲ.①产褥期 – 护理 – 技术培训 – 教材　②新生儿 – 护理 –
技术培训 – 教材　Ⅳ.①R714.61②R174

中国版本图书馆CIP数据核字（2018）第175651号

丛 书 名	职业技能培训丛书	
书　　名	**母婴护理员基础知识**	
组织编写	浙江省职业技能教学研究所	
主　　编	许　虹　张　晶　张丽萍	

出版发行　浙江科学技术出版社

杭州市体育场路 347 号　　邮政编码：310006

网址：www.zkpress.com

E – mail：zkpress@zkpress.com

排　　版	杭州万方图书有限公司	
印　　刷	杭州富阳正大彩印有限公司	
经　　销	全国各地新华书店	
开　　本	787mm×1092mm　1/16	印　张　10
字　　数	230 000	
版　　次	2018 年 8 月第 1 版	2018 年 8 月第 1 次印刷
书　　号	ISBN 978-7-5341-8363-8	定　价　30.00 元

责任编辑　刘　丹　张祝娟　　**责任校对**　张　宁

责任美编　孙　菁　　　　　　**责任印务**　崔文红

本册编写小组

主　　编　许　虹　张　晶　张丽萍

副 主 编　王　彦　张　敏　周赞华

编　　者　（按姓氏笔画排序）

王　珊　杭州职业技术学院

王　彦　宁波卫生职业技术学院

许　虹　杭州师范大学医学院

张　敏　海宁卫生学校

张　晶　杭州师范大学医学院

张丽萍　杭州师范大学医学院

周赞华　丽水学院

郑　华　海宁卫生学校

袁　芬　海宁卫生学校

唐小宁　海宁卫生学校

裴紫燕　杭州师范大学钱江学院

编写秘书　李振霞　杭州师范大学医学院

肖　红　杭州师范大学医学院

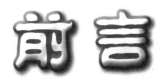

前　言

　　职业技能培训是提高劳动者技能水平和就业创业能力的主要途径。大力加强职业技能培训工作，建立健全面向全体劳动者的职业技能培训制度，是实施扩大就业的发展战略，解决就业总量矛盾和结构性矛盾，促进就业和稳定就业的根本措施；是贯彻落实人才强国战略，加快技能人才队伍建设，建设人力资源强国的重要任务；是加快经济发展方式转变，促进产业结构调整，提高企业自主创新能力和核心竞争力的必然要求；是推进城乡统筹发展，加快工业化和城镇化进程的有效手段。为认真贯彻落实全国、全省人才工作会议精神和《国务院关于加强职业培训促进就业的意见》《浙江省中长期人才发展规划纲要（2010—2020年）》，切实加快培养适应我省经济转型升级、产业结构优化要求的高技能人才，带动技能劳动者队伍素质整体提升，浙江省人力资源和社会保障厅规划开展了职业技能培训系列教材建设，由浙江省职业技能教学研究所负责组织编写工作。本系列教材第六批共7册，主要包括药膳制作实用技术、工业机器人传感技术及应用、工业机器人概论、网络创业实训指导手册、母婴护理员培训教程（基础知识、实训技能）、技工院校学生创新创业素养教育读本等地方产业、新兴产业以及特色产业方面的技能培训教材。本系列教材针对职业技能培训的目的要求，突出技能特点，便于各地开展农村劳动力转移技能培训、农村预备劳动力培训等就业和创业培训，以及企业职工、企业生产管理人员技能素质提升培训。本系列教材也可以作为技工院校、职业院校培养技能人才的教学用书。

　　2014年1月，以浙江省为首的城市及地区已全面开放"单独二胎"政策，新生儿出生人数明显增加。2016年全国"全面二孩"政策的开放，补偿性生育高峰随即到来，全国母婴护理的需求明显增加，母婴护理员作为产科整体护理服务链中不可或缺的角色逐渐形成规模，母婴健康保健已成为国家和社会热议的话题。

　　由于我国母婴护理还未形成连续的服务体系，使得产妇从医院到社区家庭的过渡过程中，产妇、新生儿护理及其健康教育工作出现服务缺口，集保姆、护士、健康教育者、厨

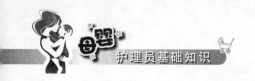

师、育婴员工作性质于一身的母婴护理员逐渐走进人们的生活，但母婴护理员作为新兴职业尚未收录在《中华人民共和国职业分类大典》中，随着社会对家庭母婴护理需求的提高，对母婴护理员的要求也从形式到内涵上不断提升。基于此背景，为了提升母婴护理人员队伍的职业素养和专业水平，规范职业培训，保障母婴及其家庭的权益，促进母婴身心健康，提高孕产妇及其家庭生活质量，维护家庭和谐，我们在浙江省职业技能教学研究所的组织下，依托浙江省人力资源与社会保障厅就业培训中心与杭州师范大学医学院合作的平台——浙江省就业培训中心护理人才培养基地，制定了《浙江省母婴护理员职业技能标准》《浙江省母婴护理员培训规范》，汇集衢州、丽水、海宁三个分基地和杭州师范大学钱江学院、省内其他高校的资源，并依据标准和规范编写了《母婴护理员基础知识》《母婴护理员实训技能》两本书。

本书共分八章，内容涵盖了职业道德、职业礼仪和个人安全防护、产妇护理基础知识、产妇护理方法、新生儿护理基础知识、新生儿护理方法、安全卫生和环境保护、相关法律和法规基础知识，为了增强本书的知识性与实践性，拓展读者的知识面，提高读者理论联系实际、自主运用所学知识的能力，体例上增设了知识链接。

本书不仅是母婴护理人员在职培训教材，也适用于高等医学院校母婴、助产专业大专生、本科生、硕士生的参考教材以及各级卫生行政管理人员、临床和社区医护人员的参考书。本书在编写过程中，得到了浙江省人力资源与社会保障厅、参编作者单位和杭州师范大学领导的大力支持，同时，本书参考和引用了国内外同行的文献，在此一并表示衷心的感谢！

由于初次依据标准和规范编写职业培训教程，经验不足，难免有纰漏与错误，恳请同行专家及广大读者批评指正。

浙江省职业技能教学研究所

2017 年 10 月

目 录

第一章　职业道德

第一节　职业道德基本知识 / 1

第二节　母婴护理员职业守则 / 8

第二章　职业礼仪和个人安全防护知识

第一节　母婴护理员职业工作须知 / 12

第二节　母婴护理员职业礼仪规范 / 15

第三节　母婴护理员个人安全保护知识 / 18

第三章　产妇护理基础知识

第一节　分娩准备知识 / 23

第二节　产褥期妇女的生理特点 / 26

第三节　产褥期妇女的心理特点 / 30

第四节　产褥期妇女的保健与护理要点 / 33

第五节　产褥期妇女的营养需求及饮食原则 / 36

第六节　常见异常产褥的护理知识 / 39

第四章　产妇护理方法

第一节　一般情况观察 / 47

第二节　护理记录方法 / 52

第三节　心理护理方法 / 55

第五章　新生儿护理基础知识

第一节　新生儿的生理特点 / 60

第二节　新生儿的行为特点 / 65

第三节　新生儿保健与护理要点 / 68

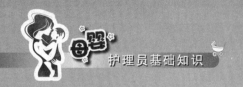

　　第四节　新生儿的营养需求及喂养原则 / 72

　　第五节　新生儿预防接种与计划免疫知识 / 76

　　第六节　新生儿常见异常的护理知识 / 77

第六章　新生儿护理方法

　　第一节　新生儿一般情况观察 / 90

　　第二节　新生儿护理记录方法 / 96

　　第三节　新生儿基本救助方法 / 98

　　第四节　新生儿的早期教育方法 / 100

第七章　安全卫生、环境保护知识

　　第一节　母婴护理员安全防护基本规范 / 105

　　第二节　母婴安全防护相关知识 / 106

　　第三节　母婴卫生防护知识 / 111

　　第四节　母婴环境保护知识 / 113

　　第五节　母婴居室整理及消毒隔离知识 / 113

第八章　相关法律、法规基础知识

　　第一节　母婴保健法相关知识 / 118

　　第二节　妇女权益保障法相关知识 / 121

　　第三节　未成年人保护法相关知识 / 123

　　第四节　食品卫生法相关知识 / 125

　　第五节　消费者权益保护法相关知识 / 128

　　第六节　劳动法相关知识 / 130

　　第七节　劳动合同法相关知识 / 135

　　第八节　母婴护理机构服务标准相关知识 / 140

附　录 / 143

参考文献 / 151

第一章 职业道德

学习目的

- 能说出母婴护理员的职业道德规范和职业守则。
- 能复述母婴护理员的工作职责。
- 能明确职业、道德、职业道德的概念及联系，了解母婴护理员的职业性质。

学习要点

- 母婴护理员的工作职责。
- 母婴护理员的职业道德规范及职业守则。

母婴护理员是为满足家庭服务需求而生的新型家政服务类职业人员，是为产妇和新生儿提供护理服务的人员。职业道德是职业技能的内在要求和必要条件。作为一名从业人员，母婴护理员在具备专业技能的同时，必须遵守基本的职业道德，践行职业守则，才能为产妇和新生儿提供高质量的服务，并促进自身的职业发展。本章结合母婴护理员的职业特点，从服务对象的角度出发，介绍母婴护理员职业道德要求及职业守则的内容。

第一节 职业道德基本知识

职业道德是从业人员自身及行业发展的根本。加强职业道德建设，有利于增强从业人员的职业公德意识，促使其在职业活动中遵循相应的职业准则。在国家标准化管理委员会发布的《家政服务母婴生活护理服务质量规范》和浙江省制定的《浙江省母婴护理员职业技能标准》中，母婴护理员的职业道德均放在职业要求的首位。

一、职业道德概述

道德是调整人与人、人与社会之间关系的行为规范的总和，而职业道德在引导、规范从业人员的行为和稳定行业秩序方面发挥着巨大的作用。母婴护理员是为产妇和新生儿提供护理服务的人员，肩负着母婴健康、家庭幸福的使命，因此职业道德是母婴护理员必须

具备的素质。

(一)职业

职业是参与社会分工，利用专门的知识和技能，为社会创造物质财富和精神财富，获取合理报酬，作为物质生活的来源和满足精神需求的工作。职业体现的是劳动力与劳动资料之间的结合关系，也体现出劳动者之间的关系。不同的职业在其劳动过程中都有一定的操作规范性，是保证职业活动的专业性要求。当不同职业在对外展现其服务时，还存在一个伦理范畴的规范性，即职业道德。《中华人民共和国职业分类大典》规定我国母婴护理员属于职业分类中的第四大类：商业、服务业人员。

(二)道德

1.道德的定义。"道德"(morality)一词最早起源于拉丁文的"mores"，其狭义定义是指个人的性格和品性，广义指风俗和习惯。在我国古代，"道"与"德"起初是分开使用的。"道"的本意是指道路，进而引申为方法、途径、法则和规律，使其上升至哲学的范畴。"德"是人们对一定"道"的认识、掌握和运用。战国时期荀况在《劝说》篇中"故学至乎礼而止矣，夫是之谓道德之极"，首先将"道德"一词作为行为规范的概括流传下来，可见中国古代的道德主要是指人和人之间的行为原则和规范的总和，也兼指个人的道德行为、思想品质和修养境界。

我国伦理学家王长根认为，道德属于社会意识形态范畴，是人们共同生活及其行为的准则与规范，具有认识、调节、教育、评价以及平衡五个功能。道德往往代表着社会的正面价值取向，起着判断行为正当与否的作用。然而，不同时代与不同阶级，其道德观念都会有所变化。从目前所承认的人性来说，道德是对事物负责、不伤害他人的一种准则，它是指正确处理人与人之间关系的行为规范或规则，它用善恶荣辱等观念评价人们的行为，调整人与人之间的关系。除了个人之间的关系之外，人们对社会、国家、阶级、民族，以及婚姻家庭的态度等，都具有道德的意义。

在社会生活中，由于生产和生活的需要，人与人之间形成了复杂的社会关系。每个社会成员的行为，都会对他人及社会产生这样或那样的影响，有些行为促进了社会的繁荣和发展，给他人带来幸福和安宁，也有些行为引起别人的痛苦和不幸，更有些行为给整个社会造成动荡和灾难。为了适当而自发地调整人与人之间的关系，使人们对自己的行为加以必要的约束，引导人的行为向着积极的方向发展，就产生了对道德的需要。可见，道德不是天生的，人类的道德观念是受到后天一定的生产关系和社会舆论的影响而逐渐形成的。

道德是一种社会意识形态，不同的时代、不同的阶级有不同的道德观念，没有任何一种道德是永恒不变的。一个道德沦丧、缺失的国度，不可能有快速、持续、健康发展的经济，也不可能有社会的正常发展和基本社会秩序的存在。

2.道德的功能。

(1)认识功能：道德是引导人们追求至善的良师。它能提供现实状况的信息，显示现实社会的生命力和历史趋势，展望和预测现实社会发展的未来，指出现实世界的价值关系取向，教导人们认识自己，对家庭、他人、社会、国家应负的责任和义务，教导人们正确地认

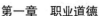

识社会道德生活的规律和原则，从而正确地选择自己的生活道路并规范自己的行为。

（2）调节功能：道德是社会矛盾的调节器。人们在工作生活中不可避免地会产生各种矛盾，这就需要通过社会舆论、风俗习惯、内心信念等特有形式，以自身的善恶标准去调节人们的行为，指导和纠正人们的行为，使个人之间、个人与社会之间的关系臻于完善与和谐。

（3）教育功能：道德是催人奋进的引路人。它培养人们良好的道德意识、道德品质和道德行为，树立正确的义务、荣誉、正义和幸福等观念，使受教育者成为道德纯洁、理想高尚的人。

（4）评价功能：道德是公正的法官。道德评价是一种巨大的社会力量和人们内在的意志力量。道德是人们以"善""恶"来评价社会现象、评判现实世界的一种方式。

（5）平衡功能：道德不仅调节人与人之间的关系，而且平衡人与自然之间的关系。它要求人们端正对自然的态度，调节自身的行为。环境道德是当代社会公德之一，它教育人们以造福于子孙后代的高度责任感，从社会的全局利益和长远利益出发，开发自然资源，发展社会生产，维持生态平衡，积极治理和防止人类对自然环境的破坏，平衡人与自然之间的正常关系。

（三）职业道德

1.职业道德的定义。随着人类社会生产的发展，出现了社会分工，形成了如母婴护理员、育婴员、养老护理员等不同的职业。人们在职业活动中离不开道德问题，这就产生了职业道德。职业道德是指从事一定职业的人们，在职业生活中应遵循的道德规范，以及与之相应的道德观念、情操和品质，是从业人员在职业活动中的行为标准和要求，也是本行业对社会所承担的道德责任和义务。

职业道德作用的范围主要是在一定的职业活动范围之内，它具有较大的稳定性和联系性。同时，由于存在职业的多样性，如我国就将职业分8个大类、66个中类、413小类、1838个细类，并且随着社会发展，有些职业被淘汰，更多新的职业又会出现。因此，职业道德在形式上也具有多样性。

2.职业道德的内容。职业道德是职业义务、职业责任以及职业行为方面的道德准则，主要包括职业道德原则、职业道德行为规范、职业守则、职业道德评价、职业道德修养等。职业道德将各种职业要求和职业生活相结合，具有较强的稳定性和连续性，成为人们比较稳定的职业心理和习惯。

3.职业道德的表现形式。它主要包括以下八个方面：职业理想、职业态度、职业义务、职业技能、职业纪律、职业良心、职业荣誉和职业作风。

4.职业道德的调节范围。一方面，职业道德可以调节从业人员之间的关系，增强行业、职业内部人员的凝聚力，促进职业内部人员的团结与合作；另一方面，职业道德可以调节从业人员与服务对象之间的关系，塑造职业人员的职业社会形象，如职业道德规定了母婴护理员对产妇和新生儿的职业责任等。

二、母婴护理员的职业道德规范

(一) 职业道德规范的意义

职业道德规范是指从业人员处理职业活动中各种关系、矛盾的行为准则，是从业人员在职业活动中必须遵守的道德规范。良好的职业道德是做好本职工作的基础。母婴护理员属于服务行业，在服务态度、意识、质量、水平等方面都有职业道德的相关要求，制定有一系列行为准则。同时，学习和掌握社会主义道德和职业道德的基本知识，具有十分重要的意义，可促进社会主义精神文明和物质文明建设，提高从业人员的自身素质，增强从业人员在职业活动中的竞争能力，减少从业人员与雇主之间的矛盾。

(二) 职业道德的作用

1.职业道德的社会作用。职业道德具有推行社会道德风尚，加强精神文明建设的重要职能；具有帮助人们提高认识社会实践能力的作用；具有调节职业关系，维护正常社会秩序的作用；具有使个人道德品质成熟，促进事业发展的作用。

2.职业道德对从业人员的作用。职业道德有助于个人能力的提高和发展，在职业实践中实现人生价值；有助于提高从业人员的道德意识、道德水平；有助于从业人员在职业实践中形成良好的道德品质。

(三) 职业道德规范的内容

职业道德规范的基本内容包括爱岗敬业、诚实守信、办事公道、服务群众、奉献社会。以此为基础，母婴护理员职业道德规范要求其热爱自己的工作岗位，尊重自己所从事职业的道德操守；在职业活动中诚实劳动，信守承诺，讲求信誉，做到不谋私利、不徇私情，一切从服务对象的利益出发，提供高质量的服务，通过兢兢业业的工作，为和谐社会的建设做贡献。

三、母婴护理员

(一) 母婴护理员职业产生的背景

随着国家"二孩"政策的实施，补偿性生育高峰即将到来，全国妇幼健康服务需求量明显增加。目前，由于产妇住院时间相对缩短，我国母婴护理还未形成连续的服务体系，使得产妇从医院到社区、家庭的过渡过程中，产妇、新生儿护理及其健康教育服务工作出现缺口，母婴护理员以医疗辅助专业人员的角色参与家庭支持，成为母婴家庭护理的重要环节。这一服务缺口在一定程度上为家政服务市场提供了商机和大量的就业岗位。

母婴护理员曾经被称为"月嫂"。这一职业从2003年开始慢慢兴起，最早出现在北京、广州、上海等一些大城市，到2008年已经在全国发展成一个职业群体。该行业发展从20世纪末至今历时十多年，其工资水平从最初的每月2000元左右，增加到如今的五六千元甚至上万元。通常情况下，母婴护理员集保姆、厨师、保育员的工作性质于一身，是新兴服务行业的专业人员,其对产妇进行健康教育、产后支持和产褥期特别照护,对新生儿进行系统专业的育儿服务,通过早期教育、科学喂养,帮助其健康成长。因此,母婴护理员承担着重要的社会责任。

(二) 母婴护理员的职业定位

2013年国家商务部出台的第 23 号文件《家庭母婴护理服务规范》中将母婴护理员定义为:经考核合格后从事家庭母婴护理服务的专业人员。2016年2月1日执行的中华人民共和国国家标准《家政服务——母婴生活护理服务质量规范》,将为产妇和婴儿提供生活护理的人员称为母婴生活护理员。香港地区的陪月员、台湾地区的坐月子保姆均与内地(大陆)母婴护理员性质相同。

家庭母婴护理服务是指在家庭中为产妇和新生儿提供专业护理,指导合理饮食、起居和卫生,协助产妇产后康复、辅助产后心理护理等服务,也可延伸至医院和专业机构。与母婴护理员相似的职业有育婴员、家政服务员,见下表。

母婴护理员与育婴员、家政服务员的比较

职业	服务对象	职业场所	学历要求	入职要求
母婴护理员	产妇、新生儿	家庭	初中以上	职业资格
育婴员	0~3岁婴幼儿	家庭、早教机构	初中以上	职业资格
家政服务员	视用户需要,多为老人、病人	家庭	初中以上	职业资格

(三) 母婴护理员的职业性质

母婴护理员是随着我国社会经济发展而产生的一种新兴服务性职业,其满足一定经济条件下家庭对产妇的产后康复、新生儿的健康成长的需要,同时也是服务行业职业不断分工细化的结果。因此,母婴护理员提供服务的实质是劳动交换关系,其职业活动的劳动成果具有职业的社会属性。

母婴护理员的职业活动可帮助产妇及其家庭获得更科学的产褥期及新生儿护理的相关知识,减少家庭成员间的育儿理念差异,同时可提高母乳喂养支持率及家庭对新生儿照护的能力,促进和谐的家庭氛围。其职业活动也为护理相关专业毕业生、经过培训的下岗人员提供了工作岗位。因此,母婴护理员只有把个人的职业需要与社会需要结合起来,其职业活动及职业生涯才能长久,才更有意义。

具备申报母婴护理员条件的社会人员,通过培训与鉴定,学习各个等级资格专业知识和技能,并使之能够在日常生活中运用专业知识为产妇、新生儿提供专业的生活照料、护理,促进产妇产后的康复和新生儿的生长发育。其中,高等级的母婴护理员能为新生儿进行五项行为训练,指导母子进行情感交流,承担家庭相关人员和初、中级母婴护理员的指导和培训等工作。

与其他职业相比,母婴护理员职业技能更具有规范性要求,一是在实践过程中的规范

操作要求,二是体现在职业道德上的规范性,这两者构成了母婴护理员职业规范的内涵和外延。

(四)母婴护理员的基本要求

母婴护理员是社会经济发展中出现的新型复合型职业。与育婴员相比,我国尚无统一和权威的认证母婴护理员的机构和运行体制。母婴护理员属于家政服务行业,由国家商务部主管。然而,一些地区的人力资源和社会保障部门、民政部门也具有一定的管理权限,存在多头管理现象。也有一些省市发布了地方性母婴服务规范,但缺乏国家层面的统一的职业标准、培训规范、资质考核制度。

2016年2月1日执行的中华人民共和国国家标准《家政服务——母婴生活护理服务质量规范》,将母婴护理员分为六个级别(一至五星级和金牌),要求母婴护理员应为女性,年龄在18岁以上、50岁以下,初中以上文化程度,上岗登记时应具有身份证明、职业资格证、健康证以及具备与等级相适应的服务技能,并富有爱心,遵纪守法,无刑事犯罪记录,无精神病史和传染病等,上岗服务时着统一工作服,规范服务。

《中华人民共和国劳动法》(以下简称《劳动法》)和《中华人民共和国职业教育法》的相关法律条款确定了国家推行职业资格证书制度和开展职业技能鉴定的法律依据。我国职业资格证书分为五个等级:初级(国家职业资格五级)、中级(国家职业资格四级)、高级(国家职业资格三级)、技师(国家职业资格二级)和高级技师(国家职业资格一级)。

职业资格是对某一职业所必备的职业道德、学识、技术和能力的基本要求。《浙江省母婴护理员职业技能标准》将母婴护理员职业资格分为四级,规定母婴护理员职业资格(初级)除了应具有初中及以上文化程度外,还应具备以下条件之一:

(1)经本职业母婴护理员正规培训达规定标准学时数,并取得结业证书。

(2)在本职业连续工作2年以上,护理无差错,无客户有效投诉。

(3)取得初级家政服务员或初级育婴师资格证书,在本职业连续工作1年以上,护理无差错,无客户有效投诉。

四、母婴护理员的工作职责

工作职责,又称为岗位职责,是指按照岗位要求,应当完成的工作内容以及应承担的责任,是为完成某项任务而确立的,由工种、职务、职称和等级内容组成。

母婴护理员的工作对象主要是产妇和新生儿。根据职业技能标准的描述,母婴护理员的工作职责按等级的不同,分为八个部分:孕妇分娩准备指导、产妇日常生活照护、产妇专业照护、产后运动与康复、产妇心理护理、新生儿日常生活照护、新生儿专业照护、新生儿早期教育。

(一)产妇分娩准备指导

孕妇分娩准备指导关系孕妇和胎儿的健康和安全问题。分娩是孕妇和胎儿护理最关键的阶段之一,母婴护理员需要具备初步识别先兆临产和临产表现、分娩物品准备等知识,协助孕晚期妇女及家属做好分娩前的物品准备。只有这样,才能为雇主提供良好的服务。

（二）产妇日常生活照护

产褥期是产妇身体恢复至原有状态的最佳时期，要求母婴护理员为产妇提供良好的日常生活照护。其主要包括清洁卫生、睡眠照护、膳食照护、排泄照护、安全防护等工作职责，如能为产妇做好室内通风，协助产妇进行沐浴、口腔护理、乳房清洁、外阴清洁；能为产妇营造适宜的睡眠环境，能根据产妇是否哺乳及乳汁分泌情况制作营养均衡的月子餐，能协助产妇正常排便、排尿，能正确地对产妇进行抱、扶、搬、移等照护工作。

（三）产妇专业照护

母婴护理员通过规范培训，掌握了一定的专业知识，能观察产妇体温是否正常；能观察产妇母乳分泌是否正常；能观察恶露的颜色、气味、性质及量；能识别产妇会阴及会阴伤口的异常；能帮助产妇进行会阴擦洗；能协助产妇进行乳房的一般护理，并采取措施预防产妇乳汁淤积；能用常规消毒方法对吸奶器、便器等产妇常用物品进行清洁和消毒；能进行简单的护理记录。

（四）产后运动与康复

随着人们生活水平的提高和对科学健康审美的日益重视，产后康复也是产妇迫切需求之一，这就要求母婴护理员能根据产妇身体状况协助产妇下床活动，并指导产妇正确进行收缩盆底运动及相关产后保健运动等。

（五）产妇心理护理

产妇在产前、产后，因职业、年龄、文化、经济状况、生育经历、家庭关系等的不同，所产生的心理变化也不尽相同。早产、难产、产程延长或产时剧烈疼痛、产后大出血、胎儿的发育和产后泌乳等情况，都与妊娠及分娩时的心理状态有关。母婴护理员应具备良好的人际沟通技巧，与产妇进行有效的沟通，掌握产褥期妇女的心理特点，了解产妇的心理需要，做好产前、产后的心理护理工作，对解决孕、产妇的心理障碍具有重要意义。

（六）新生儿日常生活照护

新生儿是指胎儿娩出母体并自脐带结扎起，至出生后满28天的这一段时间。这是他们脱离母体，适应外界环境的第一阶段。新生儿根据胎龄分为早产儿、足月儿和过期儿。

为了适应新的环境独立生存，新生儿身体内部不断地发生一系列的变化，如出生后建立自主呼吸、独立摄取营养等。即便在安静睡眠时期，其身体内部也发生着巨大的变化。所以，这段时期对新生儿来说，最重要的是精心护理以满足其生理需要，如安静、保暖、营养充足和防止感染等。母婴护理员需要在日常生活中为新生儿提供清洁卫生、睡眠照护、膳食照护、排泄照护和安全防护等日常照护，及时发现新生儿生长发育中的问题，促进其健康成长。

(七) 新生儿专业照护

新生儿期是人的一生中发病率最高的时期。新生儿的专业照护,可以预防新生儿疾病,促进新生儿健康成长。母婴护理员入户之初,应主动询问有关新生儿从出生到出院时的基本情况,如出生日期、出生时身体状况等,也可直接要求查看新生儿出院记录,从而了解新生儿的基本健康状况,以便进行针对性的照护;日常要重视对新生儿的观察,每日观察新生儿的精神、哭声、面色、皮肤、吸吮、体温、大小便、睡眠及体重等,如有异常应警惕疾病发生,并及时与家长沟通;要为新生儿进行脐部清洁及护理,及时发现新生儿异常症状并告知家长;要提醒家长按时带新生儿接受预防接种,并进行简单的护理记录等。

(八) 新生儿早期教育

新生儿出生后双眼逐渐能对视野内的物体产生短暂的注视,目光可跟随近距离的物体移动;当听到声音时能安静、停止啼哭,对较大声音能引起"吓了一跳"似的拥抱反射;味觉已经发育良好,温度觉和触觉也较灵敏,但痛觉比较迟钝。母婴护理员要加强与新生儿家长的联系,指导家长用科学的方法养育新生儿;要根据新生儿的身心特点,从训练五官感觉、培养敏锐的观察力入手进行早期教育,促进其智力和其他能力的早期开发。

母婴护理员不同于护士和保姆,其职责主要是为新生儿和产妇生活提供照护,需要根据产妇和新生儿的身心特点安排好一天所有的工作。一般来说,母婴护理员约20%的时间用来照护产妇,80%的时间用来照护新生儿,如需调整,可与雇主沟通,建立合理的工作常规。

第二节　母婴护理员职业守则

母婴护理员的职业守则是母婴护理员职业道德规范的具体体现和指导。根据国家关于"大力倡导爱岗敬业、诚实守信、办事公道、服务群众、奉献社会"的职业道德的要求,结合母婴护理员职业的特点,对从业人员提出"以人为本,尊重产妇,关爱新生儿,服务家庭;爱岗敬业,诚实守信,真诚服务,树立良好职业形象;遵纪守法,尊重隐私;勤奋好学,精益求精;自尊自爱,自信自强,按劳取酬"的职业守则。母婴护理员运用相关知识和技能,对孕妇、产妇及新生儿进行生活照护和日常保健工作,必须遵守以下职业守则。

一、以人为本,尊重产妇,关爱新生儿,服务家庭

科学发展观的核心是以人为本,其基本原则之一就是重视人的需要。母婴护理员服务的主要对象是产妇和新生儿这一特殊群体,更要坚持以人为本,重视产妇和新生儿的需求,尊重产妇,关爱新生儿,服务家庭。

尊重产妇就是要尊重产妇的人格和尊严。尊重和被尊重是人的一种基本需求。社会地位人人平等,人格受到尊重,这也是社会主义人道主义原则的具体体现。母婴护理员在服务过程中不能因产妇的社会地位、文化水平等的不同而区别对待,而应该设身处地地体谅产妇因角色适应等问题而引起的焦虑和烦躁,通过专业的语言、态度、行为给予产妇生活

上的照料和心理上的关怀，尽可能地满足产妇的正当需要。

关爱新生儿是母婴护理员工作的重要内容。新生儿无生活自理能力，身体稚嫩，在家庭中所处地位特殊，不能表达自身的诉求。因此，母婴护理员必须以慈母之心，细心了解和观察新生儿的哭闹等各项反应，耐心安抚；用所掌握的专业知识分析出新生儿的需求，照顾好他们的生活起居、衣着冷暖；用爱和慈爱之心来体现母婴护理员的高尚情操。

母婴护理员需要为产妇和新生儿提供高质量的护理服务，工作劳动强度大、责任重，如果缺乏职业热情以及对产妇和新生儿的真情实感，显然无法胜任这份工作，也无法为雇主家庭提供合格的服务。只有对工作融入了情感，倾注了心血，取得了雇主的信任和理解，才能服务好家庭，获取雇主的认同和理解。

二、爱岗敬业，诚实守信，真诚服务，树立职业良好形象

爱岗敬业是职业道德的基础，是社会主义职业道德所倡导的首要规范。爱岗是热爱自己的工作岗位，热爱本职工作。母婴护理员要努力培养对于自己所从事工作岗位的热爱，产生职业幸福感、荣誉感。敬业是以一种严肃的态度对待自己从事的工作，勤勤恳恳，兢兢业业，忠于职守，尽职尽责。爱岗与敬业精神相通相连，爱岗是敬业的基础，敬业是爱岗的具体表现。因此，要求母婴护理员在工作岗位上倾注真心，付出真爱。

诚实守信是做人的基本准则，是职业道德的精髓。诚实守信是为人之本，从业之要。首先，做人诚实守信，是一个人品德修养和人格高尚的表现。其次，做人诚实守信是赢得别人尊重和友善的重要前提条件之一。守信，即讲信用，讲信誉，信守承诺，忠实于自己承担的义务，言出必行。母婴护理员在工作过程中应信守承诺，不可欺瞒雇主。

真诚是真实诚恳、坦诚相待，对事认真负责、一丝不苟，是服务的关键。母婴护理员只有将真诚和服务叠加在一起，才能为雇主提供优质高效的服务。若在工作中与雇主出现分歧时，只要真心实意地替雇主着想，切实保障产妇和新生儿的合法权益，就会取得雇主的信任，建立起和谐的人际关系，也有利于工作的顺利开展。

职业形象是指在职场中公众面前树立的印象，具体包括外在形象、品德修养、专业能力和知识结构四大方面，是通过个人的衣着打扮、言谈举止反映出其素质修养、专业态度、技术和技能等。母婴护理员要加强学习，提高修养。一方面要学习礼仪、人际沟通、职业道德等理论知识，增强善恶、是非、荣辱观念，在处理与雇主的关系时注意自己的言行，自觉克制自己的情绪；另一方面要加强专业知识的学习，提高自身的基本素质，并将之转化为观察问题和处理问题的能力，即学会做事。母婴护理员端庄文雅的气质，和蔼礼貌的语言，关怀体贴的态度，能使服务对象感受到尊重、安全和信任，这也是一种职业美。

三、遵纪守法，尊重隐私

遵纪守法指的是每个从业人员都要遵守纪律和法律，尤其要遵守职业纪律和与职业活动相关的法律法规。遵纪守法是每个公民应尽的义务，是建设中国特色社会主义和谐社会的基石。我国社会法制逐步健全，而在母婴护理员为产妇及新生儿提供服务时潜存着许多法律问题，若处理不当会导致矛盾、纠纷甚至法律诉讼。因此，母婴护理员必须遵纪守法，学法、懂法、用法、守法；要维护服务对象的利益，不偷拿服务对象家中的财物，不侵害服

务对象的权利和利益。

尊重隐私意味着不向他人泄露与服务对象有关的个人生活、行为、生理和心理方面的隐私。尊重隐私是尊重原则的具体体现，是对服务对象人格和尊严的尊重。尊重隐私是维系母婴护理员与雇主良好关系的重要保证，是取得雇主信任与合作的重要条件。尊重隐私要求母婴护理员谨慎言语，禁止泄露雇主家的秘密，避免导致对他们不必要的伤害。

四、勤奋好学，精益求精

勤奋好学是母婴护理员提升自我素养的主要途径。母婴护理员不仅要有基本理论知识和熟练的操作技能，还需具备社会学、心理学、教育学、人际沟通等人文科学知识。随着科学技术的发展和信息技术的提高，雇主可以从网络获取大量的新知识，这对母婴护理员的知识提出了更高的要求。对母婴护理员来说，如何将新观念转变为新的技能，也是一个更大的挑战。

精益求精，就是要求母婴护理员掌握过硬的业务技能和服务本领。作为一名母婴护理工作者，要有强烈的求知欲望，积极进取，刻苦学习，努力学好专业理论知识，熟练掌握业务知识和各项操作技能。只有这样，才能提高雇主的满意度，体现自身的价值。

五、自尊自爱，自信自强，按劳取酬

自尊，即自我尊重，是个体对其社会角色进行自我评价的结果。自尊是通过社会比较形成的，是个体对其社会角色进行自我评价的结果。自尊首先表现为自我尊重和自我爱护。自尊还包含要求他人、集体和社会对自己尊重的期望。自爱就是自己爱护自己，爱护自己的身体，珍惜自己的名誉。

母婴护理员属于服务性行业，为他人提供服务付出的是自己的知识和技能，在地位上与他人是平等的，并不低人一等。在照护过程中，遇到突发情况时，要学会控制自己，更要热爱自己。当母婴护理员热爱自己时，其也会得到雇主的喜爱；尊重自己时，其也会得到雇主的尊重。

自信是指人对自己的个性心理与社会角色进行积极评价的结果。它是一种有能力或采用某种有效手段完成某项任务、解决某个问题的信念，是心理健康的重要标志之一，也是一个人取得成功必须具备的一项心理特质。

自强是一种精神，是一种美好的品德，是一个人活出尊严、活出人生价值的必备品质，是一个人健康成长、努力学习、成就事业的强大动力。自强是在自爱、自信的基础上充分认识自己的有利因素，积极进取，努力向上，不甘落后，勇于克服困难，做生活的强者。树立自强的目标有助于克服意志消沉、性格软弱，从而振奋精神，认真负责地完成工作。

母婴护理员要相信自己通过规范的培训和实践能够胜任本职工作，要对自己有信心，充分认识自己，相信自己的力量。即使在工作过程中遇到了问题和困难，也要学会从容应对，把注意力集中到完成任务上，不断增强自己的职业能力。

母婴护理员为产妇和新生儿提供专业护理，在指导母婴合理营养饮食、起居和卫生，协助产妇产后康复、产后心理护理等服务后，理应获得合理的劳动报酬。为了避免不必要的纠纷，双方应签订相关劳动合同，确保双方的合法权益。

学习小结

一、学习内容

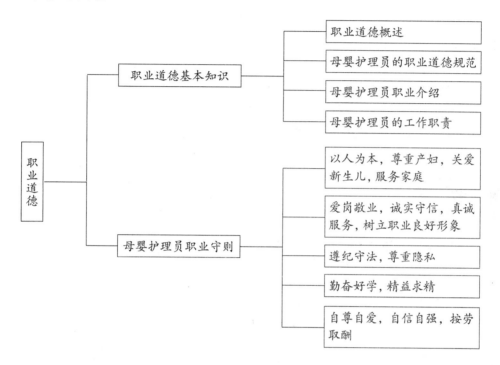

职业道德 —— 职业道德基本知识
- 职业道德概述
- 母婴护理员的职业道德规范
- 母婴护理员职业介绍
- 母婴护理员的工作职责

职业道德 —— 母婴护理员职业守则
- 以人为本，尊重产妇，关爱新生儿，服务家庭
- 爱岗敬业，诚实守信，真诚服务，树立职业良好形象
- 遵纪守法，尊重隐私
- 勤奋好学，精益求精
- 自尊自爱，自信自强，按劳取酬

二、学习方法

1.本章重点介绍母婴护理员的工作职责、母婴护理员的职业道德规范和职业守则，采用理论学习方法加强母婴护理员对于工作职责和职业守则的掌握。

2.结合实践经验，通过与其他职业比较，理解母婴护理员的职业性质。

3.母婴护理员应掌握雇主家庭的特点，完成基础护理及技能操作；正确解读母婴护理员的职业守则，为雇主提供高质量的服务。

🔸 复习思考题

1.母婴护理员应具备哪些素质？

2.简述母婴护理员的职业道德。

（唐小宁）

第二章 职业礼仪和个人安全防护知识

学习目的

- 能说出母婴护理员的定义、母婴护理员的级别及岗位职责。
- 能简述入户上岗须知、个人安全防护知识。
- 能列举出面试时的注意事项和职业礼仪。

学习要点

- 母婴护理员的定义。
- 母婴护理员的岗位职责。
- 母婴护理员入户上岗须知。
- 母婴护理员的个人安全防护知识。

母婴护理员除了要具备良好的职业道德以外，还应具有良好的身体素质、心理素质、文化素质；要熟悉母婴护理员的主要工作内容、维护母婴健康的基本知识与技能；要注重仪容仪表、礼貌礼节；需要熟知工作中的个人安全防护知识，能正确预防及处理家庭意外的发生。本章重点介绍母婴护理员的定义、级别、岗位职责、面试注意事项、入户上岗须知、职业礼仪及个人安全防护知识，以期对母婴护理员开始护理工作提供指导和借鉴。

第一节 母婴护理员职业工作须知

母婴护理员是为满足母婴家庭服务需求而生的新型家政服务职业。浙江省出台的《浙江省母婴护理员职业技能标准》中，规定了浙江省母婴护理员的术语与职业定义、职业要求、职业等级划分、母婴护理员的等级评定方法及各等级工作要求等内容。母婴护理员需明确其工作的内容和重要意义。

一、母婴护理员的定义

母婴护理员是指为产妇和新生儿提供家庭母婴护理服务的人员。母婴护理员的工作集保姆、保育员、护士、厨师的工作性质于一身，内容包括：孕妇的分娩准备，产妇的日常生活照护、专业照护和心理护理，新生儿的日常照护、专业照护和早期教育。

二、母婴护理员的级别

母婴护理员的工作内容较为繁杂，要求从业者有极强的责任心。

按照服务技能，母婴护理员职业共设四个等级，分别为母婴护理员（初级、国家职业资格五级）、母婴护理员（中级、国家职业资格四级）、母婴护理师（高级、国家职业资格三级）、技师（国家职业资格二级）。

（一）母婴护理员（初级）

1. 申报条件（具备以下条件之一者）。

（1）经本职业正规培训达规定标准学时数，并取得结业证书。

（2）在本职业连续工作两年以上，护理无差错，无客户有效投诉。

（3）取得初级家政服务员或初级育婴师资格证书，在本职业连续工作1年以上，护理无差错，无客户有效投诉。

2. 母婴护理员（初级）技能要求见附表1-1。

（二）母婴护理员（中级）

1. 申报条件（具备以下条件之一者）。

（1）取得本职业初级职业资格证书后，连续从事本职业工作3年以上，经本职业中级正规培训达规定标准学时数，并取得结业证书。

（2）取得本职业初级职业资格证书后，连续从事本职业工作5年以上，护理无差错，无客户有效投诉。

（3）取得经人力资源和社会保障行政部门审核认定的、以中级技能为培养目标的中等及以上职业学校本职业或相关专业毕业证书。

（4）取得中级家政服务员资格证书或育婴师资格证书，并在本职业连续工作2年以上，护理无差错，无客户有效投诉。

2. 母婴护理员（中级）技能要求见附表1-2。

（三）母婴护理师（高级）

1. 申报条件（具备以下条件之一者）。

（1）取得本职业中级职业资格证书后，连续从事本职业4年以上，经本职业高级正规培训达规定标准学时数，并取得结业证书。

（2）取得本职业中级职业资格证书后，连续从事本职业工作7年以上，护理无差错，无客户有效投诉。

（3）取得高级技工学校或经人力资源和社会保障行政部门审核认定的、以高级技能为培养目标的高等职业学校本职业或相关专业毕业证书。

（4）取得高级家政服务员资格证书或高级育婴师资格证书，并在本职业连续工作3年以上。

2.母婴护理师（高级）技能要求见附表1-3。

（四）技师

1.申报条件（具备以下条件之一者）。

（1）取得本职业高级职业资格证书后，连续从事本职业工作5年以上，经本职业技师正规培训达规定标准学时数，并取得结业证书。

（2）取得本职业高级职业资格证书后，连续从事本职业工作8年以上，护理无差错，无客户有效投诉。

（3）取得本职业高级职业资格证书的高级技工学校本职业（专业）毕业生，连续从事本职业工作2年以上。

2.母婴护理技师技能要求，详见附表1-4。

三、母婴护理员的岗位职责

母婴护理员的服务对象是新生儿和产妇，新生儿的护理约占80%，产妇护理约占20%，服务的内容以月子护理为主。

（一）产妇的护理

1.产妇日常生活护理，包括母乳喂养指导（早开奶、协助产妇对乳汁淤积的排空、乳房肿胀的按摩），产妇个人卫生及衣物换洗（帮助产妇清洁消毒伤口、给产妇擦身、协助洗头、换洗衣物），产妇卧室及厨房的卫生。

2.产妇饮食护理，包括根据产褥期营养需求，安排膳食计划，指导产妇饮食，促进早下奶等。

3.产后保健指导，包括产后恢复按摩、产后心理疏导等。

4.产后疾病预防与护理，包括产后常见疾病，如便秘、恶露不尽、产褥热、伤口感染、乳痛、乳胀、乳腺炎、产后抑郁等。

5.特殊产妇护理，包括剖宫产产妇、高龄产妇等。

（二）新生儿护理

1.新生儿日常生活护理，包括了解新生儿生长发育特点及基本护理要求，在新生儿喂养、大小便、清洁卫生等方面做好护理。

2.新生儿喂养，包括母乳喂养、人工喂养、混合喂养。

3.新生儿专业护理，包括头面部护理、五官护理、脐带护理、指甲护理、新生儿的抱法、长痱子的护理、新生儿的生长监测、体温的测量、溢奶的护理、囟门与乳痂的护理、湿疹的护理、睡眠的照顾及啼哭的护理等。

4.新生儿保健，包括新生儿预防接种、新生儿抚触、游泳等。

5.新生儿疾病与意外伤害的预防与护理，包括红臀、黄疸、腹胀、腹泻、发烧、鼻塞、便秘、鹅口疮、肺炎等。

6.新生儿的智能训练与潜能开发，包括大动作、精细动作、语言、认知等。

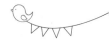

四、参加面试时的注意事项

1. 要学会自信地跟客户沟通，展现出自己的素质和能力，争取得到客户的认可。

2. 头发、手部要整齐、干净，服装要整洁大方、朴实稳重。面试时要把各种证件（最好是原件）带齐。

3. 要热情地问候，自然地微笑，身体稍微前倾，与对方有目光交流，适当点头示意。

4. 对客户要有礼貌，正确称呼。

5. 回答问题时态度要谦和，吐字要清楚，要有条理，避免思路混乱。

6. 如实地回答客户所关心的问题，忌答非所问。

7. 忌面试时问客户一些与工作无关的问题。

五、母婴护理员入户上岗须知

1. 要到指定医院体检，取得健康合格证。

2. 应到正规的培训机构接受专业培训，取得上岗证书。切忌买卖和伪造证件。

3. 应了解客户家的基本情况，如新生儿的情况、客户籍贯、住址、电话、是否有老人帮忙等。

4. 应了解客户需要什么类型的服务，尽可能了解所服务客户的详细需求。

5. 应了解客户对服务工作的要求和注意事项。

6. 上岗自带衣物和日常生活用品。

第二节　母婴护理员职业礼仪规范

在与孕产妇及其家庭成员打交道的过程中，母婴护理员的仪容仪表、礼节礼貌、沟通技能会直接影响到家庭成员对其的评价及满意度。良好的礼仪和沟通技能有助于取得客户的尊重和信任，建立和谐的人际关系，保证工作的顺利开展。

一、仪容仪表

母婴护理员的仪表不但可以体现她的文化修养，也可以反映她的审美品位。母婴护理员需要入户工作，在与客户近距离接触过程中，个人的仪容仪表非常重要。作为一名合格的母婴护理员，要关注自己的仪表和仪容，具体要求是：

1. 面部洁净，避免浓妆，头发干净整齐，长发要盘起。

2. 注意手部卫生，勤洗手，勤剪手指甲，保持指甲短而洁净。手部皮肤要护理好，避免粗糙和干裂。

3. 保持良好的个人卫生习惯，每日洗澡，饭后漱口，保证身体、口腔无异味。

4. 着装与工作性质相适应，应大方得体，简洁朴素，方便工作；不要穿裙子；不能穿着暴露、短小、紧身、艳丽的服装；衣服胸前不要有拉链、金属扣、亮片等装饰物，以免划伤

婴儿。

5.工作服要干净整洁，每日换洗，避免带有污渍、散发异味。

6.穿方便舒适的平底鞋，鞋面保持整洁。

7.不喷香水，不涂指甲油，不佩戴任何首饰，如戒指、手镯、耳饰、项链等。

二、体态礼仪

母婴护理员的举止要文雅礼貌、大方得体。

1.站姿。站立时应挺直、舒展，给人一种端正、庄重的感觉。起立站好，双脚并拢或分开与肩同宽，收腹挺胸，两肩水平，双臂自然下垂，头正，眼睛平视，下颌微收。切忌东倒西歪、驼背凸腹、含胸撅臀、探头歪肩、两手抱在胸前、叉腰、手里玩弄东西。与人交谈时，不要扭动身子、东张西望、晃动腿脚。

2.坐姿。落座动作要轻而缓，入座后身体占据椅子的1/3，头要正，背要直，上身向前倾。双臂自然下垂或左手轻握右手四指，自然放在大腿上，也可两手分开，左手放在左腿上，右手搭在左手背上。双腿轻轻并拢，并把两个脚后跟微微提起。如果是坐沙发，则腰要挺直，两腿垂地微内收，可并拢垂直，可并拢倾斜，也可膝盖并拢而小腿成开关状，切忌身体前后左右摆动、两腿叉开、跷二郎腿或抖腿、弯腰驼背、手扶下巴。

3.走姿。走路时头正、颈直，上身正直不动，两肩相平不摇，两眼平视前方，步子略有弹力，步幅适中均匀，跨步时两脚间距离是本人一脚之长，步伐要轻快，起脚干净利索，挺胸收腹，两臂自然前后摆动，显得自信、快乐、富有朝气。不要弯腰驼背晃肩、摇头扭胯，脚步不要拖拖拉拉；不要将手插入裤袋，或倒背着手走路。

4.其他体态礼仪。在接待客人说"请进"或"请坐"时要舒展大方，并面带微笑，点头示意。

三、交往礼仪

母婴护理员在与客户交往时要保持平静，以体现出自己内在的气质、修养、情操和性格特征。要经常面带微笑，让人感觉亲切。

1.沟通礼仪。

（1）当被介绍时，应该面对着对方，显示出想结识对方的诚意。等介绍完毕，可以说"您好"等客气话表示友好。

（2）自我介绍时，可主动打招呼说声"您好"来引起对方的注意，然后说出自己的姓名、身份。

（3）介绍时注意手势、站姿、眼神、表情的协调配合。

2.用餐礼仪。母婴护理员常要与产妇及其家人一起用餐，掌握必要的用餐礼仪有利于增进和客户之间的关系。通常要做到以下几点：

（1）用餐时要在他人之后入座，切勿抢先入座。根据实际情况找好自己的位置，一般以左侧入座为佳。入座要听从客户家人的安排，如有必要，向周围人致意后入座。

（2）个人盘内的饭菜要尽量吃净，骨头、餐巾纸或其他物品不能随手扔在地上，要尽量小范围地放在自己盘子周围。

（3）一次性夹起的菜不要太多，如不够吃，可以再取；如果客户为你夹菜，要用语言或动作表示感谢。用筷子无法夹起的菜可用勺子帮助，不可用手。

（4）要双手去接别人斟满的酒。不喝酒时，不要将酒杯倒置。如果替客人倒水，茶壶的嘴一定不能朝向客人。

（5）吃东西要文雅，细嚼慢咽，不要发出声。嘴里有食物时尽量不要说话。用餐时交谈要轻声，不要影响他人。

（6）吃饭时要注意照顾别人，尤其是与老人和小孩一起吃饭时，要注意照顾老人和小孩。

（7）用完餐离座时应注意有所表示，如向身边在座的人说"请您慢用"，然后起身离座；将用过的餐具收入厨房，把餐桌收拾干净；离座时应注意，不要弄响座椅、弄掉椅垫等。

四、居家礼仪

1.接待客人礼仪。接待来客既是一门学问也是一门艺术，只要掌握了待客基本礼仪的一般程序，就掌握了迎宾待客的基本方法。配合客户把宾客接待好，不仅客人高兴，客户也显得体面，同时还显示出母婴护理员的教养和素质。以下四点是接待客人的注意事项：

（1）做好准备工作。如果是接待事先预约的客人，首先要布置好接待环境，准备好接待物品，其次要注意自己的服饰和仪表，做好充分的思想准备。

（2）做好接待工作。当客人光临时，首先要做好迎接客人的工作，门铃一响即迅速应答，开门彬彬有礼。其次要做好招待客人的工作，客人入门后把客人引导至相应的座位，然后端茶倒水等。注意茶要八分满。如果有条件，可用小托盘给客人端茶，稳妥地送到客人手里或放在客人最容易拿到的地方，礼貌地说"您请用茶"，禁止用手拿茶杯的口部。递茶水的时候一定要用双手。

如果在无准备的情况下客户要留客人在家用餐，在做准备时应将客户请到另一房间商量，了解清楚饭菜特点、丰盛程度等，切忌当着客人的面做上述工作。

（3）宾主谈话期间尽量不要在室内走动。如果收到客人的礼物，要把礼物放到上座或显眼的地方，以示对客人的尊敬。

（4）做好礼貌送客工作。注意在送别的时候不要喧宾夺主，不要同客人进行过多的交谈，注意送别的态度，以给客人留下好的印象。

2.手持物品或递接他人物品时的礼仪。

（1）安全。手持物品时，可根据其具体重量、形状以及易碎与否，采取不同的手势，既可以双手，也可以只用一只手。但是，最重要的是确保物品的安全，轻拿轻放，防止伤人或伤到自己。

（2）卫生。持物时的卫生问题不可不慎。为人取拿食品时，切忌直接用手；敬茶、斟酒、送汤、上菜时，千万不要把手指搭在杯、碗、碟、盘边沿，更不能无意之间使手指浸泡在其中。

（3）双手为宜。方便时双手递物与人最佳。双手不方便并用时，要采用右手，以左手递物通常被视为失礼之举。

（4）递与手中。递给他人的物品，以直接交到对方手中为好。不到万不得已，最好不要

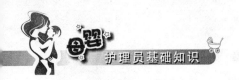

将所递的物品放在别处。

（5）主动上前。若双方相距过远，递物者理当主动走近接物者。假如自己坐着，还应尽量在递物时起身站立。

（6）方便接拿。在递物与人时，应为对方留出便于接取物品的地方，不要让其感到接物无从下手。将带有文字的物品递交他人时，还须使其正面面向对方。

（7）尖、刃内向。将带尖、带刃或其他易于伤人的物品递与他人时，切勿以尖、刃直指对方，应当使其朝向自己，或朝向他处。

（8）接取物品。接取物品时应当目视对方，而不要只顾注视物品。一定要用双手或右手，绝不应只用左手，必要时应起身站立，并主动走近对方。当对方递过物品时，再以手前去接取。

3.接打电话的礼仪。

（1）听到铃声赶快接电话，如果家中有人而让对方等较长时间是对对方的不尊重。如果确实不能很快接电话，拿起听筒后应先说"对不起，让您久等了"。

（2）先要问好，再礼貌应答。应先说"您好"，然后再问清对方找谁、对方的姓名，如"请问您找哪一位""请问您怎么称呼""请您稍等"。如果对方问你是谁，你要清楚告诉对方"我是他家的母婴护理员"，不能默不作声、不予反应。结束通话时要说告别语"再见"并在对方挂断电话后再轻轻放下听筒，千万不能在对方还没放下电话时就摔下电话听筒。如果接到打错的电话，也要平静地告诉对方"你打错了"。

（3）备好纸笔，做好留言。如果客户不在家，要清楚地告诉对方他（她）现在不在家，并询问对方，"我帮您记一下留言好吗？"要记下对方的姓名、电话号码、来电时间以及对方找哪一位，留言主要事项，是否需要回电话等，并重复一遍，请对方确认，待客户回家后及时传达。

（4）打电话要简要明了。先要将打出电话的号码、要找的人的姓名、要说的事情搞清楚，准备好后再拨打。打通后应先说"您好"，再询问要找的人是否在，并主动报上自己的姓名。通话内容要简单明了。

（5）不能用客户家电话打私人电话。

第三节　母婴护理员个人安全保护知识

母婴护理员的工作范围主要在产妇家中，需照顾产妇和新生儿两个服务对象，工作较繁重。为顺利完成母婴护理的工作，母婴护理员需注意加强自我防护，需熟悉家庭防火、防盗、意外伤害处理以及防止性骚扰等个人保护知识。

一、家庭防火知识

（一）家庭火灾的防范原则

1.注意用电安全。正确使用家电，入睡或离开家之前必须将电器断电；人走断电，用毕

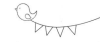

断电，停电时也要临时切断电源；用电设备长期不使用时，应切断电源开关或拔下插头；家用电器使用中要防潮、防热、防尘、注意通风，不在电器周围堆放可燃物品等；电器突然发生故障，应先断电、通知客户，不得擅自修理。

2.正确使用燃气，防止燃气泄漏。燃气泄漏时应先关阀门，开窗通风，让泄漏到空气中的燃气逐渐排放到户外，严禁用火、用电、使用手机，燃气灶具不能点火，也不得启动电器开关；防止化纤衣服产生静电火花及鞋底铁钉与地面摩擦产生火花；到没有燃气异味的安全场所给燃气公司服务部门打电话报修；离开现场，待修理妥当、气味散尽后再回到屋内。

3.正确处理易燃易爆物品，保持通道畅通。点蜡烛、蚊香时必须用适当的容器装好，并远离易燃物品；禁止将未熄灭的烟头等火种倒进垃圾桶；切勿在走廊、楼梯口等处堆放杂物，应保证通道和安全出口的畅通。

(二) 家庭火灾的处理

1.家庭灭火措施。家中一旦起火，切忌惊慌失措，应根据火情大小、性质做出判断。首先切断电源、气源，如果火势较小，应抓住时机迅速利用家中的灭火工具灭火，同时呼救请他人帮助；如果火势较大，应立即报火警"119"，报警内容简明扼要，说清地点、起火原因、联系电话、姓名等，有条件最好派人到路口迎候消防车，且抱着婴儿迅速离开火场。

2.家庭灭火方法。

(1)家具、衣物、纸张等起火，可直接把水泼洒在燃烧物上熄灭火焰；可用水把着火点附近的可燃物浇湿，使之降温；也可用沙土、淋湿的棉被等捂盖在燃烧物表面，使之隔绝空气而终止燃烧。还可对衣服进行拍打灭火。

(2)燃气起火，要先立即关闭燃气阀门，切断气源，然后用家用灭火器喷灭火源或用浸湿的被褥、衣物等捂灭火源。

(3)油锅起火，不能泼水灭火，而应关闭燃气阀门，直接盖上锅盖或用湿抹布覆盖，让火缺氧自熄，或向锅内放入切好的蔬菜冷却灭火。

(4)家用电器或线路着火，要先切断电源，再用干粉或气体灭火器灭火，切记不可直接泼水灭火，以防触电或电器爆炸伤人。

(5)身上起火，不要乱跑，可就地打滚或用厚重衣物压灭火苗。

救火时不要贸然开门窗，以免空气对流，加速火势蔓延；烟雾较大时，可用湿毛巾捂住口鼻，匍匐逃生；逃生时应随手关闭身后房门，防止烟气尾随进入。

二、家庭防盗知识

经济社会时代，各种犯罪行为时有发生，作为家庭中的一员，母婴护理员在工作中要提高警惕，防止入室盗窃事件发生。

1.钥匙要随身携带，不要乱扔乱放，防止有人趁机印模复制。若钥匙丢失，应及时告知客户，更换门锁。

2.外出前要将门窗关好，并检查门锁是否锁好。客户家中无人的时候，不要让自己的朋友、老乡等进入客户家中，以防出现意外情况。

3.不要敞开大门，即使家中有很多人也要记得关好大门，以免犯罪分子趁机混入室内。

三、如何处理陌生人叫门及来客探访

1.有人敲门，先从防盗孔看看是谁，如不认识，切勿解下门链。

2.不速之客到访时要先查明其身份才开门，查问时对方表现不耐烦则可能有不轨企图。

3.如果住大厦里，有陌生人通过对讲机要求开门，无论理由多么充分，也不要轻易打开楼下大门。

4.如有客人探访产妇和新生儿：①产妇睡觉时需告知来访宾客；②探访来宾逗留时间过长，需善意提醒产妇休息以便身体康复；③宝宝需喂母乳，请来宾回避；④来宾赠送红包，及时提醒产妇收好；⑤来宾赠送礼物，询问产妇摆放何处并放好。

四、家庭意外事件的处理

由于人们忙碌、疏忽等原因，常会导致一些意外事故发生。母婴护理员要能够沉着应对意外事件并采取紧急救护措施。

（一）煤气中毒

发现有人煤气中毒，应立即切断气源，打开窗户通风，并将患者搬至空气新鲜、流通且温暖的地方。对昏迷者，可以用指尖用力掐人中、十宣等穴位，并及时拨打"120"急救电话。

（二）意外触电

发现家中有人不幸触电，应保持冷静，不要慌张，并按照下面的方法处理：力争第一时间关闭电源；用干燥的绝缘物体（如干燥的衣物、棍棒等）把触电者与带电部位分开，严禁用手直接去拉扯触电者，以免导致自身伤亡；对昏迷的触电者，应立即进行心脏按压或人工呼吸，力争第一时间抢救以及拨打急救电话。

（三）摔伤

若发现有人摔伤或发生其他人身伤害，不可随意挪动伤者，以防骨折，要及时拨打急救电话。

（四）烫伤

若家中有人被烫伤，应立即将患者带离现场；用冷水冲洗、浸泡和湿敷，尽快使局部降温；对烫伤的皮肤，尽可能保留水泡皮完整，不要撕去腐皮，可用消毒过的湿布轻轻包扎，并及时到医院处理伤口。

（五）外伤出血

生活中经常会发生一些外伤，如切菜时不小心划伤手指，或走路时不小心摔伤而出血，一般遇到这种情况的处理方式如下：

1.皮外伤护理：若为摔伤或刀割伤，只是表皮出血，可用碘伏、乙醇、碘酒等消毒药水

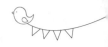

涂抹在伤口处；若伤口比较深，在涂消毒药水后，应及时到医院进行包扎或缝合。

2.快速止血：若出血量比较大，应视具体情况采取不同的止血方法。

（1）一般止血法：若只是小的创口出血，用生理盐水冲洗消毒患处，然后覆盖多层消毒纱布并用绷带包扎，或用创可贴敷于患处。

（2）指压止血法：适用于头面、颈部及四肢的动脉出血急救，注意压迫时间不能过长。在自行止血的同时，要迅速拨打急救电话，及时到医院处理伤口。

五、怎样对付性骚扰

性骚扰是一种违反道德规范、违背接受者意愿、有性意味的议论和行为。性骚扰形式多种多样。对于性骚扰，母婴护理员要学会自我保护，并必须及时上报公司，由公司介入处理。

学习小结

一、学习内容

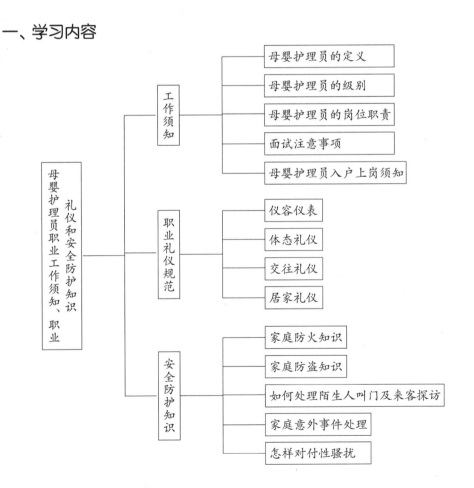

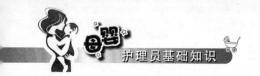

二、学习方法

1. 在母婴护理员的定义学习中特别要注意的是服务人群，要分析与育婴员的区别。

2. 采用理论学习、情景模拟、见习等方式加强对母婴护理员岗位职责、个人安全防护等知识的理解和应用能力。

复习思考题

1. 简述各级别母婴护理员需要具备的技能。

2. 母婴护理员的仪容和仪表要求是什么？

3. 母婴护理员需要应对哪些常见的家庭意外，如何应对？

（裴紫燕）

第三章　产妇护理基础知识

学习目的

- 能简述待产妇分娩准备相关知识。
- 能阐述产妇的生理和心理特点及其护理要点。
- 能阐述哺乳和非哺乳产妇的营养需求特点，并举例说明其饮食原则。
- 能列举异常产褥的症状特点及其护理要点。

学习要点

- 产妇生理、心理变化及其护理要点。
- 产妇的营养需求及饮食原则。
- 常见异常产褥的主要原因和护理知识。

对生育期妇女来讲，尽管妊娠、分娩是自然的生理过程，但仍然是一次强烈的生理心理应激事件。在此过程中，孕产妇的身体和情感都会发生巨大的变化。如何帮助产妇进行有效的身心调适，是母婴护理员的一项重要工作内容。因此，母婴护理员需掌握分娩准备相关知识，产妇的生理、心理特点及其护理要点，产妇营养需求和饮食原则以及常见异常产褥的护理等方面的知识。

第一节　分娩准备知识

大多数妇女，尤其是初产妇由于缺乏分娩方面的相关知识，加之对分娩时疼痛和不适的恐惧及错误认知、对分娩过程中自身及胎儿安危的担忧等，会产生焦虑和恐惧心理，而这些心理问题又会影响产程的进展和母婴安全，因此让孕妇了解更多的分娩知识，帮助孕妇做好分娩的准备是非常必要的。

一、先兆临产征象

先兆临产征象是指在分娩发动前出现的预示孕妇短时间内即将临产的症状，包括以下几个表现：

（一）假临产

分娩发动前，孕妇常出现假临产。其特点是宫缩持续时间短（＜30秒）且不恒定，间歇时间长且不规律，宫缩强度不增加；常在夜间出现而于清晨消失；宫缩只引起轻微胀痛且局限于下腹部，宫颈管不展平，宫口不扩张；给予强镇静剂能抑制宫缩。

（二）胎儿下降感

分娩前几周，孕妇上腹部受压感消失，感觉胎儿下降，系胎儿先露部下降进入骨盆，使宫底位置下降所致。

（三）见红

在分娩前24～48小时内，因宫颈内口附近的胎膜与该处的子宫壁分离，毛细血管破裂排出少量血液，与宫颈管内的黏液相混经阴道排出，称见红，是分娩即将开始比较可靠的征象。若阴道流血超过平时月经量，应视为病理性阴道流血。

二、临产征象

临产开始的标志为有规律且逐渐增强的子宫收缩，持续30秒或以上，间歇5～6分钟，同时伴随进行性子宫颈管消失、宫口扩张和胎儿先露部下降。

三、分娩疼痛的特点及产生机制

分娩疼痛机制复杂，不同产程阶段的疼痛具有不同的特点。第一产程的疼痛主要来自子宫体的规律性收缩和宫颈、子宫下段的扩张。当宫颈扩张至7～8厘米时，疼痛最为剧烈，疼痛性质为钝痛或刺痛。第二产程的疼痛主要来自阴道、会阴的膨胀牵拉及持续性的子宫收缩，疼痛性质为锐痛且定位明确。

分娩疼痛的强度主要与产妇的痛阈和分娩次数有关。此外，还与解剖生理因素和精神心理因素有关。其疼痛机制主要是：子宫肌纤维缺血、宫颈管的进行性展平、宫口的进行性扩张以及子宫韧带、腹膜受到牵拉等造成的内脏痛，尤其在第一产程活跃期疼痛明显加剧；精神紧张、恐惧、焦虑和对胎儿的担心等原因，使痛阈降低，神经介质分泌增加，疼痛加剧。

四、孕晚期妇女的心理特点

分娩对于孕妇而言是生理现象，也是一种持久而强烈的应激源。分娩对孕妇既在生理上产生应激，也在精神心理上产生应激。一系列的精神心理因素能够影响产妇机体内部的平衡、适应力和健康，因此必须关注精神心理因素对孕妇分娩的影响。

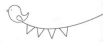

(一) 正性心理状态

临产期，孕妇内心对新生命充满了盼望和向往，以及即将做母亲的喜悦、兴奋和幸福心理。

(二) 负性心理状态

1.焦虑、紧张、恐惧心理。初产妇首次经历分娩，害怕疼痛又缺乏相关知识，担心疼痛、出血和难产、胎儿畸形、胎儿性别不理想以及母婴生命安全等，致使临产后情绪紧张，常常处于恐惧、焦虑和不安的状态。孕妇的这种情绪改变会使机体产生一系列变化，如心率加快、呼吸急促、肺内气体交换不足，致使子宫缺氧、子宫收缩乏力、宫口扩张缓慢、胎儿先露部下降受阻、产程延长、孕妇体力消耗过多，同时也促使产妇的神经内分泌发生变化，交感神经兴奋，释放儿茶酚胺，引起血压升高，导致胎儿缺血缺氧，出现胎儿窘迫。因此，孕妇的精神心理状态与分娩是否顺利密切相关。

2.依赖心理。陌生、孤独、嘈杂的待产室环境，加上逐渐变强变频繁的子宫收缩引起的腹痛，均能加剧产妇自身的紧张和恐惧，也使产妇对家属产生依赖心理，希望家属陪伴在身旁。因此，产科医护人员在分娩的过程中应耐心安慰和鼓励产妇，告知分娩是一个生理过程，尽可能消除产妇的紧张、焦虑和恐惧，保持良好的精神心理状态。

五、自然分娩的优点

自然分娩是人类繁衍过程中的一个正常生理过程，是人类的一种本能行为。自然分娩有许多好处。胎儿由子宫内依赖母体生活，到出生后独立生存，自然分娩是胎儿对这一巨大转变的适应过程。

(一) 有利于母体恢复

对母亲而言，阴道分娩的危险性较小，避免了麻醉等意外风险，出血、感染的概率要比剖宫产低得多。阴道分娩产妇损伤少，产后下床活动早，有利于恶露排出和子宫复旧。阴道分娩后的产妇进食早，恢复较快，住院时间短，花费少，并可提早建立良好的亲子关系。

(二) 有利于新生儿出生后建立自主呼吸

经阴道分娩时，胎头受子宫收缩和产道挤压，头部充血，可提高脑部呼吸中枢的兴奋性，有利于新生儿出生后自主呼吸的建立。

(三) 减少新生儿呼吸系统疾病

胎儿经阴道自然分娩，子宫有节奏地收缩会使胎儿胸部受到压迫和扩张，使出生后婴儿的肺泡富有弹性，容易扩张，胎儿出生后很少发生新生儿肺透明膜病。分娩的过程中，有规律的子宫收缩及产道的挤压作用，可将胎儿呼吸道内的羊水和黏液排挤出来，新生儿湿肺、吸入性肺炎的发生率可大大减少。

（四）有利于新生儿大脑的发育和身心协调

经阴道自然分娩的胎儿在通过产道的过程中主动进行了一系列适应性转动，其头部、身体经过产道的压迫和摩擦，一方面刺激了脑细胞，使之在出生后增强了对缺氧的应激能力，有利于大脑的发育和情商的培育；另一方面使其皮肤及末梢神经的敏感性增强，为新生儿日后的身心协调发育打下良好的基础。

（五）降低婴儿疾病的发病率

胎儿经阴道自然分娩，产道的压力激发胎儿的应激反应，可促进免疫因子的产生，提高胎儿出生后机体的抵抗力，降低婴儿疾病的发病率。

（六）促进母亲产后乳汁的分泌

自然分娩时产妇垂体分泌缩宫素，能促进产程的进展；垂体分泌的催乳素能促进母亲产后乳汁的分泌，为母乳喂养做好准备。

（七）增加母婴感情

自然分娩的阵痛能使孕妇大脑产生内啡肽，这种化学物质会给孕妇带来快感和满足感，有利于母子亲情的加深。

第二节　产褥期妇女的生理特点

自胎儿、胎盘从母体内娩出的那一刻起，产妇身体的各个器官、系统都发生着与妊娠期不同的变化。在这一变化过程中，产妇身体需经过较长一段时间逐渐恢复至未孕状态（乳房除外）。由于个体差异，恢复的程度和时间不尽相同，一般情况下需6～8周。这段恢复期被称为产褥期，俗称"月子"。为有效帮助产妇适应产后的身体变化，根据其不同特点进行护理，产褥期妇女的生理特点是母婴护理员必须熟悉的内容。

一、生命体征的变化

在经历分娩后，产褥初期产妇生命体征会出现以下变化：

1.体温。多数产妇产后体温在正常范围内，但部分产妇由于产程中的过度疲劳、产程延长或产伤等原因，其体温在产后24小时内略有升高。这属于正常，但不应超过38℃。产后3～4天，产妇的乳房血管会充盈、胀大，可出现37.8～39℃的发热，称为泌乳热。泌乳热一般可在24小时内恢复到正常值，也属于正常生理现象。如果产妇持续24小时体温不下降，则需全面检查，排除其他原因引起的发热。

2.脉搏。与孕期相比，产妇的脉搏一般会略为缓慢，但仍在正常范围内，每分钟60～70次。这与胎盘循环停止及卧床休息有关，一般于产后1周可恢复正常。

3.呼吸。产后腹压降低，膈肌下降，产妇由妊娠期的胸式呼吸转变为胸腹式呼吸，呼吸深且慢，每分钟14～16次。

4.血压。产褥期产妇的血压一般维持在正常水平，较平稳。如果有血压下降的现象，需注意是否出现产后出血。

5.褥汗。产妇的皮肤排泄功能在产后7天内较为旺盛，会有大量汗液排出，夜间和初醒时尤为明显。这属于正常生理现象，1周后可恢复正常。

二、生殖系统的变化

产褥期妇女生殖系统变化主要包括子宫、阴道和外阴的变化。

（一）子宫

产褥期妇女的生殖系统变化最大的器官是子宫。在孕晚期，子宫随着胎儿的增大而增大。从胎盘娩出后，到逐渐恢复至未孕时的状态，这一过程被称为子宫复旧。子宫复旧是产后母体恢复的重要标志之一。子宫复旧主要包括子宫体、子宫内膜和子宫颈三方面的变化。

1.子宫体的变化。一般情况下，子宫体在未孕时重约50克，约鸡蛋大小；分娩结束时，重约1000克；产后1周重约500克。子宫底的高度在未孕时位于骨盆内，手在体外无法触及；分娩结束时，在脐下一横指可触摸到发硬的子宫；分娩后12～24小时，子宫底可回到平脐位置，这是由于骨盆肌肉的张力得到恢复、膀胱充盈所引起的，属于正常现象；而后子宫每天下降1厘米，至产后10～14天进入盆腔，此时在下腹部摸不到子宫；至产后6周，子宫可恢复到未孕时大小。

2.子宫内膜的变化。胎盘娩出后子宫收缩，使得胎盘附着部位的创面面积缩小，动、静脉血管收缩，出血停止。随着子宫收缩，创面流出的血液、残留的胎膜组织、黏液、白细胞等经阴道一起排出，这些排出物称为"恶露"。产后3～7天排出物中含有大量血液，颜色呈红色或有小的凝血块，为血性恶露；之后颜色转为淡红色或褐色，为浆液恶露；约2周后，呈白色黏稠液状物，为白色恶露。白色恶露一般持续约3周才干净。恶露的变化显示子宫复旧的情况，如恶露持续不净、有臭味则提示子宫复旧不良，甚至有发生产褥感染的可能。产后子宫内膜开始再生，覆盖创面使其逐渐愈合。产后3周，除胎盘附着部位，宫腔表面可被新生的子宫内膜覆盖。至产后6周，胎盘附着处子宫内膜可全部修复。

3.子宫颈的变化。分娩后子宫颈松软、壁薄，外口呈环状，如袖口；次日张力逐渐恢复，产后2～3天宫口仍可容纳两指；产后1周，宫颈内口闭合；产后4周，子宫颈完全恢复至正常形态。如果产时子宫颈有轻度裂伤，会使初产妇的宫颈外口由产前的圆形（未产型）变为产后的"一"字形横裂口（已产型）。

（二）阴道与外阴

分娩后，阴道腔扩大，阴道黏膜及周围组织水肿，肌张力降低，黏膜皱襞因过度伸展而减少甚至消失；随后，阴道壁张力逐渐恢复，阴道腔缩小，产后1周左右，阴道恢复到分娩前的宽度；产后3周，黏膜皱襞重新出现，但阴道在产褥期结束时只能恢复接近未孕时的状态，不能完全恢复。

分娩后的外阴会出现轻度水肿，产后2～3天内可自行消退。如果有会阴切开伤口或有撕裂伤，缝合后一般3～4天内就会愈合。处女膜在分娩后因撕裂后愈合而形成残缺不全的痕迹，称为处女膜痕，此为经产妇的标志之一。

(三) 盆底组织

在分娩过程中，由于胎头长时间压迫，盆底肌及其筋膜过度扩张致弹性减弱，并可伴有肌纤维部分断裂。如果无严重损伤，产后1周内水肿和淤血可迅速消失，组织张力逐渐恢复。若产后能坚持康复运动，盆底肌肉则有可能恢复至接近未孕状态。如果出现产道裂伤未及时修补、多次分娩或产后过早进行负重劳动，均可使阴道及盆底组织较孕前松弛，严重者可出现阴道前后壁膨出、子宫脱垂、尿失禁。

🌀 知识链接

女性盆底肌肉解剖结构

女性盆底由封闭骨盆出口的多层肌肉和筋膜组成，有尿道、阴道和直肠贯穿其中。盆底肌肉是维持盆底支持结构的主要成分，在盆底肌肉中，肛提肌起着最为主要的支持作用。肛提肌是成对的宽厚扁肌群，两侧肌肉相互对称，向下向内聚集成漏斗状。每侧肛提肌从前内向后外由耻尾肌、髂尾肌和坐尾肌三部分组成。肛提肌的内、外面还各覆盖有一层筋膜。内层位于肛提肌上面，又称盆筋膜，为坚韧的结缔组织膜覆盖骨盆底及骨盆壁，其某些部分的结缔组织较肥厚，上与盆腔脏器的肌纤维会合，分别形成相应的韧带，对盆腔脏器有很强的支持作用。

女性的盆底肌肉像吊床一样，承托和支持着膀胱、子宫、直肠等盆腔脏器，除了能使这些盆腔脏器维持正常的解剖位置之外，还参与了控制排尿、排便和维持阴道的紧缩度、增加性快感等多项生理活动。

三、乳房的变化

除乳房外产褥期妇女的全身其他器官都在逐渐恢复至未孕状态，乳房则增大、充盈并开始泌乳。产后，随着胎盘的剥离排出，母体的内分泌出现较大改变，胎盘催乳素、雌激素和孕激素水平骤降，垂体催乳素升高。这一变化使得分娩后2～3天乳房形状增大，局部温度增高；产妇可感觉到乳房有轻微的胀痛，变得坚实；乳房内可触及结节状物，并开始分泌乳汁。母体在分娩后7天内分泌的乳汁为初乳。初乳呈淡黄色，质地较稠，内含β-胡萝卜素、大量易消化的蛋白质和脂肪，同时还含有新生儿所需的各类抗体和免疫物质，是新生儿理想的天然食物。14天以后，乳汁逐步转变为成熟乳，蛋白质含量减少，脂肪和乳糖含量逐渐增多。

乳汁分泌依赖于哺乳时的吸吮刺激。哺乳时，吸吮动作刺激乳头和乳晕的感觉神经，最终触发神经垂体分泌乳素和缩宫素，促进乳汁的分泌和排出。因此，吸吮是维持乳腺不断泌乳的关键。另外，不断排空乳房也是维持乳汁分泌的重要条件。

四、血液循环系统的变化

分娩后，增大的妊娠子宫对下腔静脉的压力解除，子宫收缩和胎盘血液循环停止，大量的静脉血液回流，同时产后大量的组织间液重吸收，使体循环血容量增加15%～25%，特别是在产后72小时内，心脏负荷加重。如果合并心脏病的产妇，此时容易发生心力衰竭。孕期增加的血容量在产后2～3周才能恢复到未孕时状态。

此外，妊娠末期下降的血小板数在产褥早期迅速上升，血浆球蛋白以及纤维蛋白原增加，促使红细胞有凝集倾向。因此，产褥早期产妇血液仍处于高凝状态，这有利于胎盘剥离后迅速形成血栓，减少产后出血量。

五、消化系统的变化

孕期母体会出现胃肠张力及蠕动减弱，胃液分泌减少，这一情况一般在产后1～2周逐渐恢复正常。胎儿娩出后，由于孕激素水平下降，胃、小肠及大肠恢复至正常位置，促使消化功能逐渐恢复，故产妇产后1～2天内常感口干，食欲不佳，偏好进流质、半流质的清淡饮食，之后逐渐好转，产后10天左右饮食即可恢复正常。部分产妇因在产程中进食量少，产后腹腔压力降低，产后有饥饿感，食欲增加。

产褥期产妇由于卧床时间较长，缺少运动，水分排泄较多，因此肠内容物较干燥，加之腹肌、盆底组织松弛、会阴伤口疼痛等原因较容易发生排便不畅或便秘。

六、泌尿系统的变化

由于妊娠晚期潴留于体内的过多水分要由肾脏排出，产妇在产后7天内的尿量增加。扩张的输尿管及肾盂一般在产后2～8周内恢复。在分娩期，尤其在产程延长时，由于胎儿娩出时的压迫，膀胱黏膜易受压而造成充血、水肿、肌张力降低，如水肿牵涉到膀胱三角区，可导致排尿困难，而产褥期尿量增多，膀胱容量相应增大，或因麻醉和会阴伤口的疼痛，反射性地引起尿道括约肌痉挛，较易发生尿潴留。此外，产妇由于产后会阴伤口疼痛、不习惯卧床排尿等原因不愿排尿，特别是产后第一次排尿，不仅容易引发排尿困难，而且尿液排出的减少甚至会导致尿路感染，应及时处理。

七、内分泌系统的变化

雌激素和孕激素水平在分娩后急剧下降，于产后1周降至未孕时的水平。胎盘作为孕期性激素的主要来源，一旦剥离，由胎盘分泌的胎盘催乳素将于产后3～6小时内消失。血中人绒毛膜促性腺激素（HCG）将于产后2周消失。垂体催乳素因是否哺乳而异，不哺乳产妇于产后2周降至未孕水平；哺乳产妇虽有下降，但仍然高于非孕时期的水平。

产褥期月经复潮及恢复排卵的时间很大程度上取决于产妇是否哺乳，并因人而异。不哺乳产妇通常在产后6～10周月经复潮，平均在产后10周左右恢复排卵。哺乳产妇的月经复潮会延迟，有部分产妇在哺乳期月经一直不来潮。卵巢的排卵功能平均在产后4～6个月

恢复，因而产后较晚恢复月经者，首次来潮前多有排卵，故哺乳产妇未见月经来潮却仍有受孕的可能。

八、腹壁的变化

产后，妊娠期出现的下腹部正中线的色素将逐渐消退，紫红色的妊娠纹逐渐变成白色的妊娠纹，皮肤除留下永久性白色妊娠纹外，外观逐渐恢复正常。由于腹壁肌肉及皮肤受到胎儿逐渐增大的影响，使部分肌纤维增生，弹力纤维断裂，腹直肌因人而异地呈现不同程度的分离，以至于在分娩后腹壁松弛。通常情况下，腹直肌会在产褥期结束后恢复到正常状态。然而根据临床观察，仍有30%的产妇腹直肌不能恢复至原位，这会导致产妇脊柱稳定性下降，腰背疼痛，同时腹部膨隆，失去平坦的外观。

第三节　产褥期妇女的心理特点

产褥期妇女的心理处于脆弱和不稳定的状态，且产妇的心理状态对母婴健康会产生直接影响，因此应了解产褥期妇女的心理特点，开展适宜的护理和恰当的心理支持。

一、产褥期妇女的心理变化

女性在分娩前后雌激素、孕激素、肾上腺皮质激素等发生较大波动，这些激素在调节神经递质和高级大脑活动过程中发挥重要作用，使得产妇发生情绪障碍的危险性较普通人高。在此基础上，分娩中、后期躯体不适以及生活、工作和社交方面的变化所产生的心理压力，使产妇易出现各种情绪变化和心理问题。产褥期，产妇会产生不同的感受，如高兴、幸福、满足、乐观、压抑、焦虑及失望等，尤其在产后1周内特别敏感，表现为情绪不稳定，依赖性强，易受各种生理、心理及外界不良因素的影响，产生各种身心疾患。产妇在产后2～3天内发生轻度或中度的情绪反应称为产后抑郁。产后抑郁的发生可能与产妇产后体内雌激素、孕激素水平急剧下降、心理压力增加及疲劳等因素有关。

二、影响产褥期妇女心理变化的因素

许多因素能影响产褥期妇女心理变化。激素改变是产妇产后心理障碍的主要原因，并影响产妇心理障碍的发展，同时照顾新生儿的压力、缺乏睡眠和营养缺乏均会加重此问题。此外，产妇的一般情况、产妇的性格特征、文化背景、产妇对分娩经历的感受、产褥期的恢复、是否有能力胜任母亲的角色、对妊娠和分娩准备情况、接受孕期健康教育的情况、家庭关系和家庭支持程度、孕期是否有合并症和孕期有服药史等，均是影响产褥期妇女心理变化的因素。

（一）产妇的一般情况

产妇的年龄、性格及身体状况等因素均可影响产妇的心理变化。

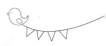

1. 年龄。年龄小于18岁的妇女，由于自身在生理、心理和社会等各方面发展尚未成熟，在母亲角色的学习上会遇到很多困难，影响其心理调适。年龄大于35岁的妇女，心理及社会等各方面发展已经比较成熟，但体力和精力下降，容易出现疲劳感，在事业与母亲角色之间的转换上会面临更多的冲突，对产妇的心理适应会有不同程度的影响。

2. 性格。性格是人对外界事物的特定反应及行为模式。一般将性格分为四种类型：内向稳定型、内向不稳定型、外向稳定型、外向不稳定型。产妇的性格对产后心理障碍的发生具有重要的影响。性格不稳定的产妇产褥期抑郁症的发生率比性格稳定的产妇高。在四种性格类型中，内向不稳定型性格的产妇是最易发生心理问题的高危人群，外向不稳定型次之。

3. 产妇的身体状况。产妇在妊娠期间的身体素质，如体格是否健康、妊娠过程中有无并发症、是否手术产等，都会影响产妇的身体状况，从而对产妇的心理适应产生不同程度的影响。

（二）产妇对分娩经历的感受

产妇对分娩过程的感受与产妇所具有的分娩知识、对分娩的期望、分娩的方式及分娩过程支持源的获得情况等有关。当产妇在产房的期望与实际的表现差异很大时，会影响产妇产褥期的心理调适。

（三）家庭、社会支持

家庭、社会支持系统不但提供心理支持，同时也提供物质资助。稳定的家庭经济状况，亲朋好友的支持与帮助，特别是家人的关心、理解和帮助，有助于产妇更好地调适心理，更好地胜任母亲的角色。

三、产褥期妇女的心理调适

产后，产妇需要从妊娠期及分娩期的不适、疼痛、焦虑中恢复正常，需要接纳家庭新成员及新家庭，这一过程称为心理调适。

产妇，特别是初产妇随着健康新生儿的顺利出生，分娩前的恐惧和焦虑的心理在短时间内获得解脱，随之而来的是轻松、愉悦和兴奋。此外，产妇也感受到照料和抚育婴儿的责任和压力，由此产生为婴儿的安全和成长而担忧的心理。美国心理学家Rubin把产褥期的心理调适分为三期。

（一）依赖期（产后第1~3天）

在这一时期产妇的很多活动是通过别人的帮助来实现的，如对孩子的关心、哺乳、沐浴等，产妇多表现为用语言来表达对孩子的关心，较多地谈论自己对妊娠和分娩的感受。较理想的妊娠和分娩的经历，满意的产后休息、营养和较早较多的母婴接触，以及与孩子间的目光交流，将帮助产妇较快地进入第二期。在依赖期，医务人员的关心指导，丈夫及家人的关心帮助，都是极为重要的。

(二) 依赖—独立期 (产后第3~14天)

这一时期产妇有较为独立的表现，改变依赖期中接受特别照顾和关心的状态，开始尝试学习和练习护理新生儿，亲自喂奶而不需要帮助。但这一时期产妇也容易产生抑郁情绪，可能的因素有：分娩后的产妇感情脆弱、做母亲的责任感、新生儿诞生而产生的爱的被剥夺感、痛苦的妊娠和分娩过程、产妇的糖皮质激素和甲状腺素处于低水平等。由于这一压抑的感情和参与新生儿的护理使得产妇极度疲劳，这种疲劳又可能加重抑郁心理。产妇抑郁的情感往往不通过语言而通过行为来表达，如哭泣、对周围漠不关心、不愿与人交往、停止应该进行的活动等。及时护理和指导，帮助并纠正这种抑郁，加倍地关心产妇并让其家人也参与关心，提供婴儿喂养和护理知识，耐心指导并帮助产妇护理和喂养新生儿，鼓励产妇表达自己的情感并与其他产妇交流等，均有助于提高产妇的自信心，使产妇能尽快地接纳新生儿，接纳自己，减轻抑郁，顺利过渡到独立期。这时母亲能把照护新生儿当作自己生活中的一部分，并能解决许多新生儿喂养和护理中的问题，可以使产妇从分娩疲劳中尽快恢复。

(三) 独立期 (产后2周~1个月)

在这一时期，新家庭开始正常运作，产妇和她的家庭逐渐变成一个系统，大家相互作用，从而形成新的生活形态。夫妇二人加上婴儿共同分享欢乐和责任，逐渐恢复分娩前的家庭生活（包括夫妻生活）。此时期，产妇及其丈夫往往会承受许多压力，如兴趣与需要的背离、哺育孩子、承担家务和维持夫妻关系中各自角色的适应等，应帮助产妇保持心情愉快、精神放松，提高喂养技能，使其顺利渡过产后适应期，从而保证新家庭的平衡。

知识链接

初产妇与经产妇的身心差异

我国从"单独二胎"到"全面二孩"政策的开放，经产妇逐渐增多。有研究表明，初产妇和经产妇无论在生理方面还是在心理方面都有着明显的差异。

在生理方面，经产妇孕期的重度妊娠高血压疾病、前置胎盘、胎盘粘连、早产的发生率明显高于初产妇，产后出血和早期盆腔器官脱垂的发生率也明显高于初产妇，因此更应加强经产妇的围产期保健。此外，经产妇的产后疼痛评分值较高，产后宫缩痛明显高于初产妇，应早期采取有效措施减轻疼痛，促进产后康复。初产妇在产后的第1天泌乳量较少，应及时指导喂养技巧，增加乳量分泌。

在心理方面，初产妇和初中及以下文化程度产妇产后抑郁的检出率高于经产妇和大专以上文化程度产妇，而家庭支持和良好的居住条件可减少产后抑郁的发生。因此，我们可通过对不同产妇提供个体化、有针对性的帮助来预防和减少产后抑郁的发生。

第四节　产褥期妇女的保健与护理要点

产褥期是产妇身体和心理恢复的关键时期，因此产褥期的保健和护理对产妇的健康和产后生活质量至关重要。本节从产褥期妇女的身体护理要点、心理护理要点、营养需求及饮食原则，以及常见异常产褥期的护理知识方面进行介绍。

一、产褥期妇女身体护理

产褥期妇女的身体护理要点主要包括居家环境、清洁卫生、睡眠照护、排泄照护、运动康复以及计划生育指导六个方面。

（一）居家环境

1.环境要求。产妇休息、哺乳都需要一个良好、舒适的环境，产妇居室要安静、整洁、卫生、光线充足。产妇最好住朝南面的房间，充足的阳光可以让人感到心情舒畅，并有利于观察婴儿的一些变化。

2.室内空气。室内空气要保持清新，经常通风换气。夏天可以将房间内不直接对着产妇和婴儿的窗户打开通风，通风时注意防止产妇受凉，避免电扇直接吹向产妇，也可用空调。冬季注意保暖，每日开窗换气，且保证两次通风，每次大概15分钟。

3.温度、湿度。产妇居室温度、湿度要适宜，居室环境温度宜为22～24℃，湿度宜为55%～65%。使用空调时，保持室内温度在25～26℃。

4.床褥。产妇不宜睡太软的床，在棕床垫或硬板床上铺9厘米厚的棉垫为宜，并要注意枕头松软、高低适宜。

（二）清洁卫生

1.洗澡。产妇产褥期出汗多，应每天睡前温水淋浴（不能盆浴），保持身体清洁卫生。睡前温水淋浴不仅有利于保持产妇身体清洁舒适，还有助于促进睡眠。

2.刷牙。产妇饭后要刷牙漱口，且选用软牙刷温水刷牙，以保持口腔清洁，预防龋齿及牙周炎，同时增加食欲。产妇要常剪指甲，以免划伤婴儿柔嫩的肌肤。

3.换洗被褥衣物。产妇应注意个人卫生，内衣勤换洗，衣服穿着要宽松，被褥要常换洗，保持清洁、松软。

4.更换月经垫。产后恶露多，开始的3～4天呈鲜红色，渐渐变为褐色，量渐少而转为淡黄色，要注意勤换月经垫，预防感染。会阴有伤口者可用1:5 000高锰酸钾溶液擦洗，每天2次。

（三）睡眠照护

充足的睡眠和休息对保证乳汁分泌是十分重要的。充足的睡眠还有利于产妇心理、生

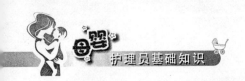

理功能的恢复及产后角色的转变，睡眠不足的产妇容易出现焦虑、疲倦、精神抑郁等不良症状。因此，产妇产后要保证充分的休息和睡眠。产妇的休息应与婴儿基本同步，生活要有规律，应确保产妇每天能有10小时的睡眠时间。产妇睡前不宜太兴奋，应保持身心放松，睡前半小时可以看看书、听听音乐、热水泡脚、洗个热水澡等，利于睡眠，也可睡前40分钟喝一杯热牛奶，这样可以起到镇静、催眠的功效。另外，富含B族维生素的食物，如全麦食品、绿色蔬菜、猪肉、牛奶、牛肉、蛋类、花生等有助于提高产妇的睡眠质量。

（四）排泄照护

产妇应保持大小便通畅，特别是在产后4小时内应提醒和鼓励产妇及时排尿，以免膀胱充盈而妨碍宫缩。若产妇排尿困难，可帮助产妇坐起或下床排尿，用温开水冲洗尿道口周围或下腹部正中放置热水袋诱导排尿。有排尿困难指征者可针刺关元、气海、三阴交、阴陵泉等穴位。若上述方法无效时，应给予导尿。若发现便秘，可口服缓泻剂、用开塞露塞肛或肥皂水灌肠。鼓励产妇早日下床活动及做产后健身操，多饮水，多吃蔬菜和含膳食纤维食物，以保持大便通畅。大便后用温水从前向后冲洗会阴，以免将肛门周围的细菌带到会阴伤口和阴道内。

（五）运动康复

早期下床活动对产妇康复有利，正常分娩的产妇一般卧床休息6~8小时后即可改为坐位，分娩第二天就可以下床在室内随意走动，按时做产后健身操。如果产妇有合并症、会阴切开或剖宫产，可适当推迟下床活动时间，鼓励产妇在床上适当活动，预防下肢静脉血栓形成。产后健身操有利于子宫复旧，帮助腹肌及盆底肌张力恢复，如图3-1所示。产后24小时即可开始做抬腿运动，产后2周可开始加做膝胸卧位，以预防和纠正子宫后倾。以上运动每日2次，每次10分钟左右。

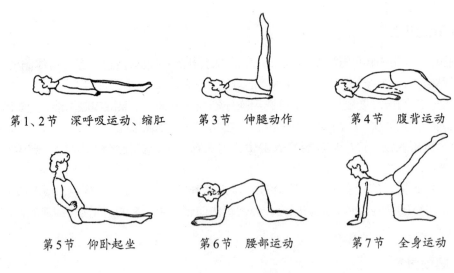

第1、2节　深呼吸运动、缩肛　　　第3节　伸腿动作　　　第4节　腹背运动

第5节　仰卧起坐　　　第6节　腰部运动　　　第7节　全身运动

图3-1　产后健身操

（六）计划生育指导

产妇产褥期内禁止性生活，产后6周后根据检查情况恢复正常性生活，但应注意避孕。通常月经在产后2～3个月恢复，母乳喂养的产妇则要更长的时间。产后月经未复潮前也有可能受孕，故一般哺乳的产妇宜选用工具避孕，不哺乳的产妇可选用药物避孕。

二、产褥期妇女心理护理

产褥期妇女的心理护理要点主要包括常见的心理问题、心理问题对母婴健康的影响以及心理护理原则三方面。

（一）产褥期妇女常见的心理问题

产褥期妇女的心理变化与分娩的经历、伤口愈合、体态恢复、婴儿性别、婴儿的哺乳和健康问题等因素有关。产褥期妇女常见的心理状态可以表现为：热情、希望、高兴、满足、幸福、乐观、压抑及焦虑等。产妇可能会为理想中的母亲角色与现实中的母亲角色的差距而发生心理冲突；会为胎儿娩出后生理上的改变而感到心理空虚；会为新生儿外貌及性别与理想中的不吻合而感到失望；会为面对母亲身负的责任而感到恐惧；也会为丈夫的注意力转移到新生儿而感到失落等。

产褥期心理障碍常分为以下几类：

1.产后抑郁症。产后抑郁症发病率为20%，通常在产后3个月内出现，其症状包括情绪低落、睡眠障碍和行为能力差。

2.产后精神病。发病高峰是在产后最初几周，急性起病，以出现妄想、幻觉和焦虑不安等精神病表现为特征。

3.产后焦虑症（惊恐症、社交恐惧症、广泛性焦虑症）。产后焦虑症发病率为5%～20%，起病或急或缓，产妇表现为过度担心或焦虑，脾气急躁、易怒和悲伤情绪。

4.产后强迫症。大约3%～5%产妇出现产后强迫症，表现为令人不快的、重复的、持续的强迫思维和强迫行为。

产后焦虑症和产后强迫症可单独发生，也可同时发生。临床上要高度警惕产妇出现的情感或行为异常，尽早发现产妇心理精神健康问题，早期干预。

（二）心理问题对母婴健康的影响

产褥期心理障碍影响母亲、婴儿的健康，并且会损害家庭关系。孕产期存在的焦虑、抑郁等不良心理常会增加妊娠剧吐、子痫前期、早产、产力异常或难产、产后出血等产科并发症的发生率。孕产期的心理问题和精神疾病增加婴儿死亡率和婴儿患病住院率。母亲在围产期的焦虑可以影响婴儿的注意力和反应力，并且导致婴儿在2岁时有较低的心理发育评分。目前世界卫生组织（WHO）对中低收入国家的调查报告指出，围产期的心理问题尤其是抑郁，在控制了母亲的体重指数（BMI）、社会经济状态和子女数目等干扰因素以后，与低出生体重、6个月婴儿低体重和发育迟缓等营养问题有关。另外，产妇的心理问题还增加新生儿的住院率和腹泻患病率，减少计划免疫接种次数以及影响其子女儿童期的身体、

认知、社会、行为和情绪的发育等。

（三）产褥期妇女的心理护理原则

产妇产后的心理处于脆弱与不稳定状态，并且面临着潜意识的内在冲突以及为人母所需的情绪调整等问题。因此，对产褥期妇女应加强心理护理。

1.保证产妇足够和充分的休息。良好的睡眠和充分的休息有利于产妇身体恢复正常，减少心理疾病的发生率。

2.提供支持与帮助。医务人员的关心指导，丈夫及家人的关心帮助，可使产妇感到被重视、尊重和理解。减少或避免不良的精神刺激和压力，提供母乳喂养教育和支持等，可协助并促进产妇适应母亲角色，以培养产妇的自信心。

3.饮食上做到营养平衡。充足均衡的营养饮食，是产妇产后身体康复和分泌乳汁的保证，有利于产妇的心理调适。

4.增加沟通和交流。良好的沟通，可以激发产妇去积极应对自身的问题。护理人员应鼓励产妇宣泄、抒发自身的感受，耐心倾听产妇述说心理问题，做好心理疏导。

5.保持规律的运动。产妇可坚持做产后健身操等运动，规律的运动不仅可促进腹壁、盆底肌肉张力的恢复，避免腹壁皮肤过于松弛，预防尿失禁、膀胱直肠膨出及子宫脱垂，还有利于产妇保持良好的心境。

第五节　产褥期妇女的营养需求及饮食原则

产褥期妇女身体虚弱、食欲不佳、消化吸收能力较差，产妇既要补充因分娩所消耗的能量和体力，又要补充因哺乳而透支的营养与热量，同时还要保证乳汁的质量，因此产褥期妇女的营养与饮食非常重要。各种营养素平衡搭配，保障供给，才能保证乳汁的质量，满足婴儿的需要，使产褥期妇女的身体尽快恢复到正常水平。

一、产褥期妇女的营养需求

在分娩的过程中及产后最初的一段时间里，产妇过度的体力透支会将孕期积蓄的能量和营养物质消耗殆尽，同时泌乳所需要的大量能量，以及新生儿生长发育需要的营养物质也是通过产妇的饮食摄入来保证的。因此，产妇需要额外补充营养以弥补营养损失，母乳喂养的产妇更应及时补充营养。

（一）能量

产妇尤其是母乳喂养的产妇对能量的需求量增加，她们除满足自身的能量消耗外，还需要满足泌乳的能量消耗。中国营养学会建议我国母乳喂养的产妇每天能量摄入比一般成年女性增加2100千焦（约500千卡），但每天总量不要超过8370～8920千焦。

（二）蛋白质

母乳喂养的产妇对蛋白质的需要量增加，所需的蛋白质满足自身需要和分泌乳汁的消耗，故建议每天增加优质蛋白质25克。

（三）脂肪

乳汁中脂肪含量与产妇膳食中脂肪的摄入量有关。脂类与婴儿脑发育有密切关系，尤其不饱和脂肪酸对中枢神经的发育特别重要。目前中国营养学会推荐母乳喂养的产妇脂肪摄入量与成人相同，控制饮食中的脂肪摄入总量，保持脂肪提供的热量不超过总热量的20%～30%。

（四）矿物质

1.钙。为保证乳汁中钙含量的稳定及母体钙平衡，应增加母乳喂养的产妇钙的摄入量。中国营养学会建议母乳喂养的产妇膳食钙的每日摄入量比一般成年女性增加200毫克，达到1200毫克/天。

2.铁。母乳喂养的产妇每天因泌乳消耗铁元素大约为0.3毫克，加上补充妊娠和分娩时的铁消耗，以及月经恢复后的铁流失，每天铁的需要量大约为2.0毫克。推荐母乳喂养的产妇膳食铁的摄入量为25毫克/天。

（五）维生素

1.脂溶性维生素。乳汁中维生素A、维生素D、维生素E含量受母乳喂养产妇的摄入量的影响。推荐母乳喂养的产妇维生素A的摄入量比一般成年女性增加600微克当量的视黄醇。母乳喂养的产妇维生素D的推荐摄入量为10微克/天，不需要额外补充。只要母乳喂养的产妇保证良好的营养和充足的阳光照射，即能保证正常维生素D的营养水平。

2.水溶性维生素。母乳喂养的产妇维生素B_1的适宜摄入量为1.8毫克/天，维生素B_2的适宜摄入量为1.7毫克/天，维生素B_{12}的适宜摄入量为2.8微克/天。乳汁中维生素C的含量变化较大，维生素C的推荐摄入量为130毫克/天。乳汁中维生素C的含量与母乳喂养的产妇的膳食有密切关系，只要母乳喂养的产妇经常吃新鲜蔬菜与水果，就基本能满足营养需求。

二、产褥期妇女的饮食原则

分娩过程中，产妇要消耗大量的热量，产后还要保证乳汁的质量。所以，产褥期妇女的营养与饮食非常重要。母乳喂养的产妇除遵循膳食指南中的建议原则外，还应注意以下产后的饮食原则。

（一）高蛋白、低脂肪、保证热量

产后妇女身体虚弱、活动减少、食欲不佳并有组织受损，所以此时的饮食应以高蛋白、低脂肪为主。鱼、禽、蛋、瘦肉等动物性食品可以提供丰富的优质蛋白质，母乳喂养的产妇

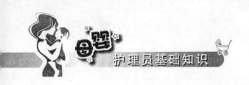

应每天增加此类食物的摄入量，使所提供的蛋白质占总量的1/3以上。为预防缺铁性贫血，应注意摄入含铁丰富的食物，如动物肝脏、瘦肉等。此外，还需增加海产品的摄入量，海产品如虾含有丰富的不饱和脂肪酸，海带、紫菜等富含碘，牡蛎等富含锌，均有利于婴儿的生长发育，而且脂肪含量相对较少，可避免产妇因摄入脂肪过多而引起产后生育性肥胖。在烹调方法上多采用蒸、炖、煮、炒的方法，最大限度地减少营养成分的流失。

（二）食物种类多样化，不过量

不同食物所含的营养成分和量不同，产妇饮食不要过于单一，要遵循多样化、粗细搭配的原则。有的地区产妇在产褥期有较多的饮食禁忌，如动物性食物摄入过多，蔬菜、水果摄入量不足，加上产褥期活动减少，容易造成能量摄入过多，维生素和矿物质摄入量不足，使营养不均衡。因此，产褥期产妇应保证食物种类多样化，注意饮食均衡适量。食用适量的水果不仅能增加营养、帮助消化，还可提供丰富的维生素、矿物质和膳食纤维，以弥补体内维生素的缺乏和预防便秘。产妇每天以保证200～350克水果为宜。米可以做成各种菜粥，面可以做成面条、面汤、包子、饺子、饼和蛋糕等。膳食除了种类要多样化外，还要具有良好的感官性状，做到色、香、味、形俱佳，能够引起产妇的食欲，并易于消化和吸收。

（三）适当增加奶饮，多食各种汤类

奶类可以提供优质的钙。奶制品不耐受的产妇可以多摄入小鱼、小虾等含钙丰富的食物。深绿色蔬菜、豆类也可提供一定量的钙。产妇因胃液分泌减少造成食欲不佳，宜进食流质或半流质饮食。哺乳的产妇每天从乳汁中分泌的水分为850毫升左右，加上出汗多，基础代谢率高，水的需要量也较高。为了增进乳汁的分泌，应该鼓励产妇多喝一些营养丰富的汤类，如鱼汤、鸡汤、肉汤等，以保证水分的补充，保证机体的营养需要。不哺乳的产妇在回乳期间应控制水分的摄入，以减少乳汁分泌。

（四）忌烟酒，避免浓茶和咖啡

产妇吸烟以及被动吸烟、饮酒都对婴儿的健康有害。产妇吸烟或被动吸烟增加婴儿下呼吸道感染的概率，婴儿容易患支气管炎、细支气管炎或肺炎；增加婴儿哮喘的发生率、诱发厌食、中耳疾病或影响智力发育等。产妇饮酒轻则会引起婴儿兴奋，重则会影响婴儿的神经系统发育进而影响智力。浓茶和咖啡会影响睡眠及肠胃功能，也可能通过乳汁影响婴儿健康，因此应尽量避免饮用。

（五）少食多餐

应根据产褥期妇女的生理状况、日常生活规律、新生儿的生活规律与需要制订一套合理的、符合营养需求的进餐方案。两餐之间的间隔时间要适当，一般混合食物在胃内停留消化的时间为4～5小时，所以两餐之间的间隔以4～6小时较为合适。产褥期妇女提倡少食多餐，三餐外再加两餐。

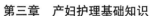

(六) 产妇饮食注意事项

1.忌食寒凉、生冷食物。产妇产后身体气血亏虚，应多食用温补食物，以利于气血恢复。若产后进食生冷或寒凉食物，会不利于气血的充实，容易导致脾胃消化吸收功能障碍，且不利于恶露排出和淤血去除。冷饮，如冰淇淋、雪糕、冰饮料等，不利于产妇消化系统恢复，也应避免。

2.忌食过硬、不易消化的食物。产妇本身胃肠功能较弱，加之产后运动量较小，坚硬、油炸、油煎和油腻的食物不利于产妇消化和吸收，应尽量避免食用。

3.忌食酸涩收敛食品。产妇体内淤血内阻，不宜进食酸涩收敛类食品，如乌梅、莲子、柿子、南瓜等，以免阻滞血行，不利于产后恶露排出。

4.忌食过咸食物。如腌制品，其含盐分多，盐中的钠离子可引起水钠潴留，严重时会造成水肿。但也不可忌盐，因产后尿多、汗多，所以排出的盐分也增多，产妇需要补充一定量的盐来维持水电解质平衡。

5.忌食辛辣刺激性食品。食用辛辣食品，如辣椒，容易伤津、耗气、损血，加重气血亏虚，并容易导致便秘，进入乳汁后还会影响婴儿消化功能。同时，产妇产后气血亏虚，若进食辛辣发散类食物可致发汗，不仅耗气，并会伤津损血，加重产后气血亏虚。

第六节　常见异常产褥的护理知识

产妇在产褥期因各种原因导致的病理改变将影响产妇身心康复及新生儿健康，因此了解异常产褥的相关护理知识，将有利于早期发现产褥期产妇的异常情况，更好地开展适当的护理，促进产妇尽早康复。

一、产褥感染

产褥感染是指产妇分娩及产褥期生殖道受病原体侵袭引起的局部或全身的感染。通常产褥感染的发病率大约为6％。近年来随着剖宫产率的上升，产褥感染的发生率也有升高趋势。产褥感染是常见的产褥期并发症，也是目前导致产妇死亡的四大原因之一。

(一) 病因

1.诱发因素。正常女性生殖道有一定的自我防御功能，只有在机体局部或全身免疫功能低下，抵抗疾病能力减弱时，病原体才有机会入侵引起感染。产妇贫血、营养不良、慢性疾病、孕期卫生不良、胎膜早破、各种产科手术操作、产道损伤、产前或产后出血过多、多次宫腔检查、产程延长、胎盘残留等，均可成为产褥感染的诱因。

2.病原体感染。引起产妇产褥感染的病原体种类较多，较常见的有链球菌、大肠杆菌、厌氧菌等，其中内源性需氧菌和厌氧菌混合感染的发生有逐渐升高趋势。

3.感染途径。

（1）外源性感染：产妇接触污染的衣物、用具、各种手术器械、物品等；临近预产期性生活、阴道异物等将病原体带入阴道并繁殖；产褥期不注意卫生，如不洁的外阴垫、内裤、床单、便盆等都可能是感染的来源。

（2）内源性感染：正常生育年龄的妇女和妊娠期妇女其阴道内有大量细菌寄生，但多数不致病，分娩后机体内环境发生改变，这些寄生的病原体可致病。

（二）病理及临床表现

根据产褥感染的病理改变及临床表现，可分为以下几种类型：

1.急性外阴、阴道、宫颈炎。外阴炎患者有局部灼热、疼痛、下坠感，切口边缘有红肿、硬结及脓性分泌物。阴道、宫颈感染表现为黏膜充血、水肿、溃疡及脓性分泌物增多，宫颈分泌物细菌培养为阳性。

2.急性子宫内膜炎、子宫肌炎。轻者可有下腹疼痛及压痛、低热、恶露增多伴臭味及子宫复旧不良；重者有头痛、高热、寒战、心率快、白细胞增多、下腹部压痛轻重不一、恶露多少不一，宫腔分泌物细菌培养为阳性。

3.急性盆腔结缔组织炎、急性输卵管炎。病原体沿淋巴和血行到达子宫周围组织引起急性盆腔结缔组织炎，炎症波及输卵管可形成输卵管炎。产妇会出现持续高热、寒战、下腹疼痛及下坠感，子宫复旧不良，压痛明显；严重者侵及整个盆腔形成"冰冻骨盆"。

4.急性盆腔腹膜炎及弥漫性腹膜炎。患者炎症如果进一步扩散至腹膜，可引起盆腔腹膜炎，继而发展为弥漫性腹膜炎。产妇会出现严重全身中毒症状及腹膜炎症状和体征，如高热、恶心、呕吐与腹胀、腹部压痛、反跳痛。因产妇腹壁松弛，腹肌紧张多不明显，可在子宫直肠陷凹形成局限性脓肿，若脓肿波及肛管与膀胱，会出现腹泻、里急后重与排尿困难。

5.血栓性静脉炎。胎盘剥离面的感染性血栓，经血行播散可引起盆腔血栓性静脉炎。产妇多于产后1～2周，继子宫内膜炎之后出现寒战、高热，症状可持续数周或反复发作。盆腔静脉炎向下扩散可继发下肢血栓静脉炎，病变多在股静脉、腘静脉及大隐静脉。产妇多于产后2～3周出现弛张热，病变下肢持续性疼痛，局部静脉压痛或触及硬索条状物，血液回流受阻引起下肢水肿，皮肤发白，俗称"股白肿"。

6.脓毒血症及败血症感染。血栓脱落进入血循环可引起脓毒血症，出现肺、脑、肾脓肿或肺栓塞。当大量病原体进入血液循环并繁殖引起败血症，可出现严重全身中毒症状及感染性休克症状，如持续高热、寒战、脉搏细速、血压下降、呼吸急促及尿量减少等，可危及生命。

（三）护理评估

1.健康史。评估产妇产褥感染的诱发因素，询问产妇健康史，是否有贫血、营养不良、慢性疾病等；了解本次妊娠有无妊娠合并症与并发症、分娩过程中有无出现产前出血、胎膜早破、产程延长、产道损伤、产后出血、胎盘残留史及产妇的个人卫生习惯。

2.身体状况。评估产妇全身状况、子宫复旧及伤口愈合情况。检查子宫底的高度、子

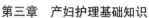

宫软硬度、有无压痛，观察会阴伤口有无红肿、疼痛、硬结及脓性分泌物，注意观察恶露的量、颜色、气味、性状等。

（四）护理措施

1.一般护理。保持安静、清洁和舒适的休息环境，保证产妇充足的休息和睡眠。产妇取半卧位，有利于恶露排出及炎症局限；给予高蛋白、高热量和高维生素饮食；保证足够液体摄入，必要时静脉输液，防止水、电解质失衡。

2.预防感染。辅助医务人员进行给药管理，控制感染；帮助产妇做好会阴护理，注意保持外阴清洁干燥，及时更换会阴垫；协助产妇保持床单及衣物清洁，防止交叉感染。

3.病情观察。观察并记录产妇生命体征，恶露的量、颜色、性状及气味，会阴伤口及子宫复旧情况，腹部体征及患者全身中毒症状等。

4.心理护理。鼓励产妇倾诉不良情绪，给予相关解释，并让其了解产褥感染相关知识；提供母婴接触机会；减轻或解除产妇及其家属焦虑及紧张情绪，鼓励家属及亲友为产妇提供良好的社会支持。

二、产后出血

胎儿娩出后24小时内出血量超过500毫升者称产后出血，产妇出血多发生在产后2小时内，是分娩期的严重并发症，也是产妇死亡的重要原因之一。

（一）病因

临床上引起产后出血的主要原因包括子宫收缩乏力、胎盘因素、软产道损伤、凝血功能障碍等。产后出血可能是以上单一因素所致，也可能是以上因素并存。

1.宫缩乏力。宫缩乏力是产后出血最常见的原因，占产后出血总数的70%～80%。胎儿娩出后，子宫平滑肌收缩和缩复对肌束间的血管产生压迫，故影响子宫平滑肌收缩和缩复功能的因素均可造成子宫收缩乏力性出血。产妇全身因素及子宫局部因素均可影响产后子宫收缩和缩复功能。

2.胎盘因素。如果胎儿娩出后30分钟胎盘尚未娩出称胎盘滞留。胎盘剥离不全、胎盘剥离后滞留、胎盘粘连、胎盘嵌顿、胎盘植入、胎盘或胎膜残留等，均可影响子宫收缩而出血。

3.软产道损伤。分娩过程中常因胎儿过大、胎儿娩出过快、保护会阴或助产手术不当，使会阴、阴道、宫颈甚至子宫下段裂伤而引起出血。

4.凝血功能障碍。任何原因的凝血功能异常均可引起产后出血。临床常见的有两种情况：一是由妊娠合并凝血功能障碍性疾病，如白血病、血小板减少性紫癜、再生障碍性贫血等；二是妊娠并发症导致的凝血功能障碍，如重度妊娠期高血压疾病、羊水栓塞、重度胎盘早剥等。凝血功能障碍所致的产后出血常表现为难以控制的大量出血。

（二）临床表现

产后出血的主要临床表现为阴道流血过多及因失血引起休克等相应症状和体征。

1.症状。产后出血,产妇面色苍白、出冷汗,主诉心慌、头晕、口渴、寒战、表情淡漠等,出血多的产妇呼吸急促甚至烦躁不安,很快转入昏迷。胎儿娩出后立即发生阴道流血,应考虑软产道损伤;胎儿娩出后数分钟之后出现阴道流血常与胎盘因素相关;胎盘娩出后的出血多为子宫收缩乏力或胎盘胎膜残留;持续阴道流血、无血凝块为凝血功能障碍。阴道流血不多,但如果产妇失血表现明显,伴有阴道疼痛,应考虑隐匿性软产道损伤(如阴道血肿)。

2.体征。产后产妇血压下降、脉搏细速。子宫收缩乏力及胎盘因素所致的出血者,子宫轮廓不清,触不到宫底,按摩后子宫收缩变硬;因软产道损伤或凝血功能障碍所致的出血者,子宫收缩好,轮廓清晰。

(三) 护理评估

1.健康史。注意诱发产后出血的相关因素,如巨大儿、双胎、妊高症、前置胎盘、胎盘早剥、重症肝炎以及血液病,临产后使用过量的镇静剂、产程延长等。

2.身心状况。胎儿娩出后有大量阴道流血和失血性休克。由于出血的原因不同,出血时间、性质亦有差异。

(1)软产道撕裂:胎儿娩出后阴道立即有持续不断的鲜红色血液自阴道流出,出血量的多少与裂伤的深度及是否伤及血管有关。

(2)胎盘滞留:胎盘部分剥离或剥离后嵌顿,伴出血并呈暗红色,为间歇性出血症状。

(3)子宫收缩乏力:宫缩时出血量少,松弛时出血量多,血色呈暗红或有凝血块。子宫软或宫腔内积血,宫底上升,当按摩压迫宫底时,大量血块被压出,可协助子宫收缩。

(4)凝血功能障碍:常发生于妊娠合并症和并发症之后,出血量多少不等,血不凝,持续不断,常伴有注射部位或其他多部位的出血点。

(5)失血性休克:休克前常表现为眩晕、口渴、打哈欠、烦躁不安等,随之出现面色苍白、出冷汗、脉细速、胸闷、呼吸急促、血压下降,进入休克状态。

发生产后出血时,产妇和家属会感到恐慌、不安,将全部希望寄托于医护人员,希望得到紧急救护。

(四) 护理措施

1.预防产后出血。

(1)妊娠期:告知孕妇加强孕期保健,积极治疗各种妊娠合并症,防治产后出血的诱发因素,如高危妊娠应提前住院。

(2)分娩期:给予产妇支持鼓励,保证产妇基本生理需要,为产妇提供安静的休息环境。

(3)产褥期:产后2小时内密切观察产妇,因80%的产后出血发生在产后2小时内。应督促产妇及时排空膀胱,以免影响子宫收缩;提倡早期哺乳以刺激子宫收缩,减少阴道出血量;对发生产后出血的高危产妇,配合助产士观察抢救,注意保暖。

2.产后出血护理。

(1)心理护理:在抢救过程中,尽量陪伴在产妇身旁,并给予安慰,以增加安全感。待

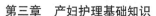

产妇病情稳定后，应鼓励产妇配合康复治疗。

（2）配合止血护理：对宫缩乏力性出血的产妇，在医护人员需要时，可在其指导下按摩子宫，方法如图3-2所示。宫腔填塞纱条压迫止血者，填塞后应严密观察血压、脉搏等生命体征，注意宫底高度及子宫大小变化。

（3）预防感染：保持环境清洁，术后每日测体温4次；做好会阴伤口护理，保持伤口清洁，每日用消毒液冲洗会阴2次，用会阴垫；观察恶露量、颜色、气味。

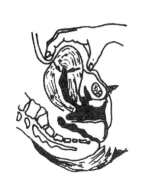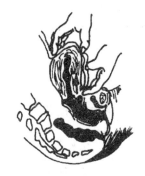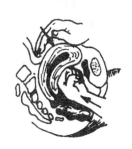

图3-2　腹壁双手按摩子宫法

三、急性乳腺炎

急性乳腺炎是乳腺的急性化脓性感染，是乳腺管内和周围结缔组织炎症，多发生于产后哺乳期的妇女，尤其是初产妇更为多见。

（一）病因

1.细菌的入侵。本病致病菌多数为金黄色葡萄球菌，少数为链球菌。细菌由乳头皮肤破裂处或乳晕皲裂处进入，沿淋巴管蔓延至乳腺小叶间及腺小叶的脂肪和纤维组织中，引起乳房急性化脓性蜂窝组织炎。

2.乳汁淤积。乳汁有利于侵入细菌的繁殖。乳汁淤积的原因有：①乳头过小或内陷而产前又未能及时矫正，使婴儿吸乳困难，甚至不能哺乳；②乳汁过多，婴儿饱食后乳汁仍有部分潴留，导致排空不完；③外伤或肿瘤造成乳腺管阻塞，排乳困难而引起乳汁淤积。

3.乳头皲裂。分娩后产妇未能掌握正确的哺乳技巧或乳房护理不正确等造成乳头皲裂，使细菌沿乳头小裂口入侵，并且经淋巴管到达皮下及乳腺小叶间组织而形成感染。乳头皲裂时，因为哺乳疼痛，不能使乳汁充分吸出，致乳汁淤积，为入侵细菌创造了繁殖条件。

（二）临床表现

1.初期。乳房局部肿胀、压痛，可有低热，局部皮肤有时发红，皮温略高。病变部位以乳房外下象限多见。

2.急性期。产妇出现高热、寒战、脉快，而后乳房肿大，疼痛加剧，皮肤红肿，皮温明显升高，严重时有波动性疼痛，哺乳时疼痛加重，伴有同侧淋巴结肿大、血白细胞总数增高。

3.脓肿期。乳房肿块短时间内软化成为脓肿，出现波动感，疼痛反而减轻。多数可同时存在数个脓腔，也可先后不同时间内形成数个脓肿。脓肿位于乳房表浅或乳房深部，脓肿越深波动感越不明显。脓肿可向皮肤表面破溃，有时穿破输乳管，可自乳头向外排出脓汁。当脓肿破入乳房后至胸大肌前疏松组织中则形成乳房后脓肿。

（三）护理评估

1.健康史。询问产妇是否初产妇，有无乳腺炎病史，既往乳房发育情况，有无乳房肿块、乳头异常溢液病史等。

2.身体状况。观察乳房局部有无红肿，检查有无乳汁淤积、乳房肿块及压痛以及有无脓肿形成等。

（四）护理措施

1.预防。加强产前产后卫生宣传，指导产妇保护乳头，帮助哺乳妇女掌握正常的哺乳方法，是预防哺乳期急性乳腺炎的有效措施。

（1）妊娠期乳房卫生：妊娠最后2个月，经常用温水擦洗乳头，如有乳头内陷者要设法纠正，但不宜用酒精擦洗，以免乳头、乳晕皮肤发生皲裂。

（2）正确哺乳：养成良好的哺乳习惯，定时哺乳。每次哺乳时应双侧乳房轮流哺喂，待一侧乳汁吸尽后再喂另一侧，如吸不尽时要用吸乳器或局部按摩等方法挤出。

（3）如果有乳头严重皲裂应停止哺乳，用吸乳器吸出乳汁，待伤口愈合后再行哺乳。轻度皲裂可继续哺乳，哺乳前湿热敷乳头3～5分钟，挤出少量乳汁，使乳晕变软，有利于新生儿吸吮时含吮乳头和大部分乳晕。另外，不要让婴儿含乳头睡觉，以免婴儿口腔内的细菌经乳头破口或输乳管侵入逆行至乳腺小叶内引起炎症。

2.急性乳腺炎护理。

（1）一般护理：适当休息，注意个人卫生，给予高热量、高蛋白、高维生素、低脂肪、易消化饮食，并注意补充水分。

（2）减轻疼痛：用乳罩托起肿大的乳房，以减轻疼痛，也有利于血液循环，控制炎症发展。

（3）消除乳汁淤积：必须保持乳汁通畅排出，可用吸乳器抽吸，也可用手或梳子背沿乳管方向加压按摩。

（4）局部热敷：早期可行热敷，每次20～30分钟，每天3～4次，促进血液循环，利于炎症消散。水肿明显者可用25%硫酸镁湿热敷。

（5）病情观察：应密切注意产妇生命体征，定时测体温、脉搏、呼吸，了解白细胞计数及分类，注意用药反应。高热产妇可给予物理降温。

（6）术后护理：保持伤口引流通畅，注意手术部位清洁等。

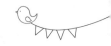

学习小结

一、学习内容

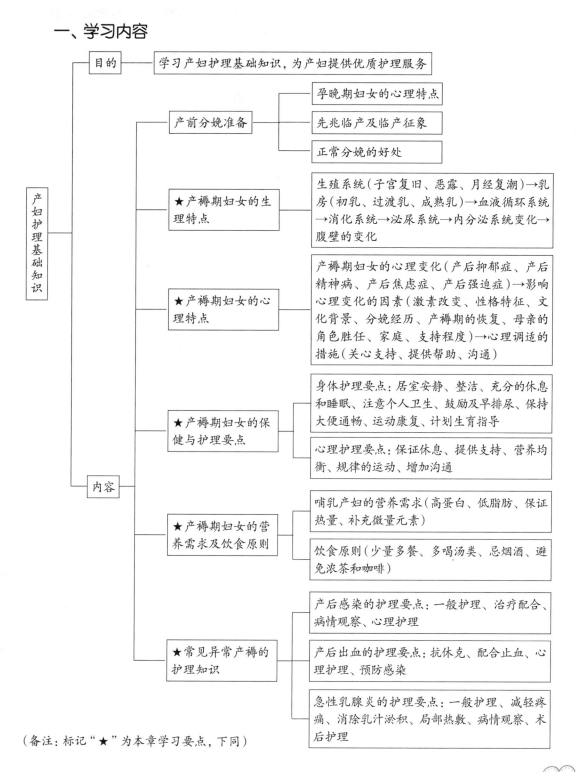

（备注：标记"★"为本章学习要点，下同）

二、学习方法

1.本章重点介绍分娩期、产褥期产妇的生理和心理变化以及产后妇女的营养、饮食需求和护理。通过理论学习，母婴护理员首先要掌握对分娩期和产褥期妇女生理和心理进行初步评估的方法，熟悉产褥期产妇的心理变化，为母婴护理服务提供理论基础。

2.母婴护理员应结合生活实践经验，注意产妇的产后饮食个体化差异，提供高质量的饮食照护，满足产妇的营养需求。

3.通过理论联系实践，学习促进产后子宫收缩、会阴护理以及乳房护理的手法；学习鉴别常见异常产褥与正常产褥的症状，协助促进产妇心理和生理健康；鼓励产妇与婴儿进行情感交流，建立良好的亲子关系。

❸ 复习思考题

1.如何为临产的孕妇提供心理和生理支持，以协助孕妇积极应对分娩期疼痛？

2.产褥期妇女会出现哪些身体变化，应如何进行家庭护理？针对产妇的情绪变化，应提供哪些家庭护理措施？

3.产妇在什么情况下不适合母乳喂养？对产褥期产妇进行饮食调配应遵循哪些原则？

4.产后乳汁淤积以及乳腺炎的症状有哪些，可能是由哪些原因引起的？针对该情况，母婴护理员应提供哪些家庭护理措施？

（周赞华）

第四章　产妇护理方法

⊕ **学习目的**

- 能说出孕晚期妇女一般情况的观察内容。
- 能描述孕晚期妇女的护理记录方法。
- 能描述和运用孕晚期妇女心理护理方法。
- 能复述产褥期妇女一般情况的观察内容。
- 能描述产褥期妇女的护理记录方法。
- 能描述和运用产褥期妇女心理护理方法。

⊞ **学习要点**

- 孕晚期妇女和产褥期妇女一般情况的观察内容，应遵循的基本原则。
- 观察孕晚期妇女和产褥期妇女一般情况应注意的事项。

从妊娠期到产褥期，妇女的全身各系统会发生较大的生理变化，尤其是生殖系统。同时，伴随着分娩和新生儿的出生，孕妇及其家庭也经历着复杂的心理和社会适应过程。因此，作为从事家庭母婴护理服务一线工作人员的母婴护理员，需熟练掌握孕晚期妇女和产褥期妇女一般情况的观察、护理记录，以及心理护理等方面的相关知识和技能，最大限度地预防和阻止各种危险因素的发生，为孕产妇提供最佳的围生期保健服务，以保障母婴的安康。

第一节　一般情况观察

妇女在妊娠期和产褥期，由于体内的激素改变，身体各系统均会发生一系列适应性的生理变化。掌握孕产妇一般情况的观察方法，有利于母婴护理员及时发现问题，并及时、有效地为孕产妇提供护理。

一、孕晚期妇女的一般情况观察

母婴护理员需要掌握孕晚期妇女的生命体征、胎动、宫缩的观察方法及异常情况的识

别,同时也需了解孕妇在妊娠期间的生理变化。

(一) 生命体征的观察

受年龄、昼夜、气温、运动、进食、情绪变化等因素影响,人体的体温、脉搏、呼吸和血压可出现波动,此波动通常在正常范围之内。女性妊娠后,在胎盘激素及神经内分泌系统的作用下,全身各系统发生了一系列适应性的解剖和生理性变化,如增大的子宫挤压心脏,迫使其发生移位的改变;孕妇的血容量自6~8周起开始增加,到妊娠32~34周时可达高峰。伴随这些解剖和生理变化,孕妇的生命体征也发生了相应的改变。

1.正常值。

(1)体温:正常为36.2~37.5℃,妊娠后会略升高。若体温>37.5℃,应询问病史,评估有无潜在感染并及时就医,根据医嘱进行相应检查及处理。

(2)脉搏:正常为60~100次/分。妊娠后脉搏会较妊娠前略增加,每分钟增加约10~15次。

(3)呼吸:正常为16~20次/分,一般较妊娠前无明显变化,但呼吸较深。

(4)血压:正常血压<140/90毫米汞柱(18.7/12千帕)。妊娠早期及中期,血压一般偏低。正常妊娠时收缩压无明显变化,舒张压可轻度下降,脉压差略增大。如果发现血压过高或过低均属于病理现象,应及时就医,并进行相应检查及处理。

2.观察要点及注意事项。母婴护理员在进行生命体征测量时,需遵循以下要点及注意事项:

(1)测量生命体征前30分钟,孕妇应避免过多的运动、进食、进冷热饮料、做冷热敷、洗澡、情绪紧张等,以免影响测量数值的准确性。

(2)测量体温时,如需测量腋温,母婴护理员应先擦干产妇腋下的汗液,再将体温计水银端放于其腋窝处,以免影响测量结果,且测量时间为10分钟。

(3)测量脉搏时,母婴护理员以食指、中指、无名指的指端放于其桡动脉搏动处,压力大小以可清晰触及脉搏搏动为宜,测量1分钟。不可使用拇指测量,因测量者拇指上小动脉搏动较强,易与孕妇的脉搏相混淆。

(4)测量呼吸时,母婴护理员可先不告知孕妇,以保持测脉搏时的姿势来测量其呼吸,防止孕妇的呼吸频率受其意识的影响而发生变化。注意观察产妇胸廓的起伏(一起一伏为一次呼吸),测量1分钟。

(5)测量血压时,母婴护理员应协助孕妇取坐位或者仰卧位,使被测肢体与心脏处于同一水平位。有条件者可用电子血压计进行测量。血压测量时需做到四定:即定时间、定部位、定体位、定血压计。同时需注意:①测量过程中,血压计不要面对孕妇,以免孕妇紧张而影响数值的准确性;②测量时母婴护理员需下蹲,目光应与汞柱平行;③如果发现血压异常或听不清,需要重新测量时,应先将袖带内空气排尽,使汞柱降至"0"刻度,稍待片刻后再进行测量。

(二) 胎动的观察

1.正常胎动。妊娠18~20周后孕妇可感觉到胎动,经产妇比初产妇略早。有时腹部可以看到或者触摸到胎动,正常胎动3～5次/小时。

2.观察要点及注意事项。从28～30周起,孕妇取舒适体位(坐位或者卧位),每天早、中、晚各计录1小时内(固定时间)胎动的次数。将3小时胎动次数的总和乘以4,即为12小时胎动的次数。每小时胎动计数大于3次,或者12小时胎动超过30次,均为正常;如12小时胎动计数小于10次,或者逐日下降超过50%,提示胎儿宫内缺氧。发现异常时,母婴护理员应立即送孕妇到医院就诊,做进一步检查。

(三)宫缩的观察

宫缩又称子宫收缩力,是临产后的主要动力,贯穿于分娩的整个过程。规律性的宫缩能使宫颈管消失,宫口扩张,胎儿先露部下降,胎儿及其附属物娩出。

1.正常宫缩。产程开始初期,子宫收缩力较弱,持续时间较短(约30秒),间歇时间较长(约5～6分钟)。随着产程的发展,宫缩的持续时间逐渐延长(50～60秒),间歇时间逐渐缩短(2～3分钟)。宫口接近开全时,宫缩持续的时间可达60秒或以上,间歇时间仅1～2分钟。

2.观察要点及注意事项。触诊法是检查宫缩最简单的方法。母婴护理员将一手手掌放于孕妇腹壁子宫底部,感觉宫缩时子宫体隆起变硬为宫缩持续期,宫底松弛变软为间歇期,一紧一松为一次宫缩。护理员可定时连续观察并记录宫缩持续的时间、强度及间歇的时间,一般连续观察至少3次宫缩。记录方式为:持续时间(秒)/间歇时间(分)。如果宫缩持续时间为30秒,间歇时间为5～6分钟,记录为:30秒/5～6分。

(四)异常情况的识别

早产、胎膜早破、前置胎盘及胎盘早剥是妊娠晚期常见的异常情况,若处理不当可危及孕妇和胎儿的生命安全。母婴护理员应加强观察,一旦发现以下异常征象,嘱孕妇立即卧床,并协助其家人将孕妇送医就诊。

1.早产。一般发生在妊娠满28周不足37周之间,主要表现为子宫出现收缩、阴道出血现象。早期出现不规则子宫收缩,伴有少量阴道出血或者血性的分泌物,称为先兆早产;继而出现规律性子宫收缩,与足月临产相似,称为早产临产。

2.胎膜早破。胎膜早破是指胎膜在临产前发生自然破裂。妊娠满37周后发生率为10%,妊娠未满37周发生率为2.0%～3.5%。胎膜早破主要表现为孕妇突然感觉有较多液体自阴道流出,咳嗽、打喷嚏时流出液会增多,而后流液量会慢慢减少。胎膜早破可引起早产、脐带脱垂、胎儿宫内窘迫、宫内感染、产褥感染。

3.前置胎盘。前置胎盘是妊娠晚期出血的主要原因之一,一般发生在妊娠满28周以后,主要表现为无诱因、无痛性的反复阴道出血。

4.胎盘早剥。胎盘早剥是一种严重的妊娠晚期并发症,起病急、进展快,一般发生在妊娠20周或者分娩期,多见于妊娠晚期。其主要表现为突发性、持续性腹部疼痛,伴有或不伴有出血。胎盘早剥的胎盘剥离严重程度与剥离面大小、部位有关,剥离面小于1/3为轻型,以外出血为主;剥离面大于1/3为重型,以内出血或混合性出血为主。轻型胎盘早剥早期无明显症状,容易被忽略。

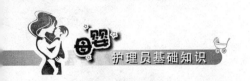

知识链接

正常宫缩的特点

1.节律性。有节律性的宫缩是临产开始的重要标志之一。正常宫缩是子宫肌出现不随意、有规律的阵发性收缩，也称为阵痛或阵缩。每次收缩都是由弱渐强（进行期），达高峰后持续一段时间（极期），再由强渐弱（退行期），最后完全放松进入间歇期（图4-1），间歇期后又开始下一次宫缩。如此收缩、间歇反复交替进行，直到分娩结束。进入产程后，宫缩持续时间约30秒，间歇5~6分钟。随着产程的进展，宫缩时间持续延长，间歇时间逐渐缩短，宫缩的强度也逐渐增强，至宫口开全后，宫缩持续时间可延长至60秒或以上，间歇时间缩短至1~2分钟。

2.对称性。宫缩起自两侧宫角部，以微波形式均匀协调地向宫底中线集中，左右对称向子宫下段扩散，约在15秒内扩展至整个子宫，为宫缩对称性，如图4-2所示。

3.极性。宫缩以宫底部最强、最持久，向下逐渐减弱，宫底部收缩力的强度大约是子宫下段的2倍，此为宫缩极性，如图4-2所示。

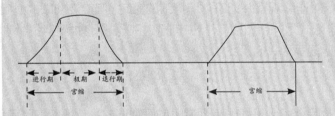

图4-1　子宫收缩的节律性　　　　图4-2　子宫收缩的对称性和极性

4.缩复作用。宫缩时子宫体部肌纤维缩短变宽，间歇时肌纤维虽松弛，但不能完全恢复到原来的长度。经过反复收缩，肌纤维越来越短，这种现象称缩复作用。缩复作用随产程进展可使宫腔内容积越来越小，从而迫使胎儿先露部不断下降、宫颈管逐渐短缩直至消失，宫口扩张。

二、产褥期妇女的一般情况观察

产褥期俗称"月子"，产妇全身各器官除乳腺外恢复或接近正常未孕状态所需的时间，一般为6周。母婴护理员需掌握这一阶段产妇的生理变化特点及观察要点，帮助产妇顺利度过产褥期。

(一) 生命体征的观察

1.生命体征的变化特点（与第三章第二节"产褥期妇女的生理特点"相同）。

2.观察要点及注意事项。产褥期妇女生命体征的观察要点及注意事项与孕晚期妇女生命体征的观察相同。

(二) 子宫复旧的观察

产妇在产后当日，子宫底平脐或在脐下1横指，以后每日下降1～2横指，至产后10天降入骨盆腔内，在耻骨联合上方摸不到宫底。母婴护理员可辅助医务人员或产妇每日在同一时间手测宫底高度、软硬度及有无压痛等，以了解子宫复旧情况。

1.观察方法。评估前，嘱产妇排空膀胱，平卧，双膝稍屈曲，腹部放松。解开会阴垫，注意保护隐私及保暖。母婴护理员先一手放在产妇耻骨联合上方托住子宫下缘，另一手轻轻按压子宫底，使子宫产生收缩，再测量耻骨联合上缘与子宫底的距离，评估子宫大小、位置及硬度。

2.观察要点及注意事项。正常产后子宫圆而硬，位于腹部中央。若子宫质地软，要考虑有无产后宫缩乏力；若子宫偏向一侧，要考虑有无尿潴留；若子宫不能如期复原，应及时到医院就诊。

(三) 恶露的观察

产后随着子宫蜕膜的脱落，含有血液及坏死的蜕膜组织经阴道排出的液体称为恶露。正常恶露有血腥味，但无臭味，持续时间为4～6周，总量为250～500毫升。

1.恶露分期。产后最初3天恶露量较多，可达平日月经量，颜色呈红色，即血性恶露；3天后至2周内的恶露量将逐渐减少，颜色逐渐由红色转为淡红色，即浆液性恶露；产后14天后的恶露量除继续减少外，颜色由淡红色转为白色，即白色恶露。

2.观察要点及注意事项。恶露的观察主要从量、持续时间、颜色及气味几方面来进行。若发现有以下情况，应及时送产妇到医院就诊：①恶露量过多或减少后又增多，红色恶露持续时间较长；②恶露颜色发暗或有臭味，且子宫有压痛，若医生诊断为子宫复旧不良所致恶露异常时，应嘱产妇休息和加强营养，并遵医嘱协助其服用促进宫缩的药物。

(四) 会阴的观察

阴道分娩者产后会阴会有轻度水肿，多于产后2～3天自行消退。会阴部若有轻度撕裂或会阴切口缝合，一般在产后3～4天可愈合。母婴护理员应每日观察产妇会阴水肿的情况或伤口/切口的愈合情况，每日2次用温水擦拭会阴，保持会阴清洁。

1.观察要点及注意事项。如果会阴水肿严重，可局部用95%乙醇或50%硫酸镁进行湿热敷，每日2～3次，每次20分钟；有条件者可用红外线灯进行照射，以利于退肿消炎，促进伤口愈合。行会阴侧切术的产妇，应指导产妇采用健侧卧位休息，防止患侧受压后加重水肿，避免恶露侵入伤口，以防止感染的发生。伤口缝线一般在产后3～4天拆除，拆线后1周内避免下蹲动作，以防伤口裂开；若伤口有感染者，应及时送医院就诊。

2.会阴清洁要点。温水毛巾擦拭，从上到下，从内到外，毛巾每擦过一面，需翻一面或清洗后再擦拭，肛门最后擦拭。嘱产妇每次大小便后用温水冲洗会阴，消毒卫生纸由前往后擦拭干净。同时，使用消毒会阴垫，并勤更换，以减少排泄物污染会阴伤口，保持会阴部的清洁干燥。

（五）乳房的观察

1.乳房的外观特点。正常乳房位于前胸的两侧。成年女性因有发育增大的腺体，乳房呈半球形，或轻度下垂的半锥形。在乳房的中央部有一色素较深且呈棕色的突起，即乳头。乳头的皮肤粗糙，呈颗粒状，内有15～20个乳腺导管开口。乳头周围有一圈与乳头颜色相同的棕色皮肤，称为乳晕。乳晕皮肤较薄，但表面有皮脂腺开口，内有皮脂腺、汗腺和丰富的淋巴结构。妊娠后，乳晕区范围扩大，色泽加深。产后2～3天，乳房充血肿胀，有时形成硬块，腋下淋巴结可有肿大。初产妇产后3天、经产妇产后2天开始泌乳。如果产后缺乏哺乳知识和方法，可出现乳头皲裂、乳汁分泌不足等情况。

2.观察要点及注意事项。

（1）乳房的类型：评估是否有乳头平坦和凹陷。

（2）乳量：初乳呈淡黄色，质地浓稠。产后3天，每次哺乳时产妇可吸出初乳2～20毫升。过渡乳和成熟乳均呈白色。乳量判断可通过两次喂奶之间婴儿是否安静、满足，24小时小便6次以上，大便1～3次，体重每周增加150克以上等内容进行评估。

（3）乳房胀痛：产后2～3天，由于乳腺淋巴和静脉充盈，乳腺管不通畅，乳房可出现变硬、疼痛和轻度发热的症状，一般于产后7天乳腺通畅后症状消退。也可用下述方法缓解：①尽早哺乳，促进乳汁畅流；②哺乳前热敷使乳腺管畅通，在两次哺乳的中间冷敷乳房以减少局部充血、肿胀；③佩戴乳头罩，托住乳房以减少疼痛；④从乳房边缘向乳头中心按摩，使乳腺管畅通；⑤用生面饼外敷乳房。

（4）乳头皲裂：初产妇因孕期乳房护理不当、哺乳方法不正确或乳头护理时使用肥皂或其他清洁剂，易发生乳头皲裂。发生乳头皲裂的产妇，可采用以下护理措施：①哺乳前湿热敷乳房和乳头3～5分钟并按摩乳房，挤出少量乳汁使乳晕变软易被婴儿含吮；②先哺健侧，以减轻对患侧乳房的吸吮力；③增加喂哺次数，缩短每次喂哺时间；④哺乳后，挤出少许乳汁涂在乳头的乳晕上，短暂暴露并使乳头干燥，因乳汁具有抑菌作用且含有丰富蛋白质，能起到修复表皮的作用。

第二节　护理记录方法

护理记录是母婴护理员对孕产妇身体情况进行观察和实施护理后的原始资料，可以较为客观、动态地反映出孕产妇的整体情况。有效的护理记录不仅便于母婴护理员及时发现问题，提高家庭服务质量，更为医疗保健人员的后续治疗、护理提供准确、直观的依据。以下结合妇女待产和产后两个不同阶段的特征来分别介绍待产阶段的护理记录方法和产褥期的护理记录方法。

一、孕晚期妇女的护理记录内容

在待产期，母婴护理员可配合助产士观察并记录待产和产程进展的情况，以便及时识

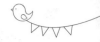

别异常情况，并为医护人员提供有效依据。待产记录包括生命体征、胎位、胎动、胎心音、宫缩、羊水性状、阴道流血以及特殊情况的记录等内容。

1.生命体征。根据医嘱和病情变化测量并客观记录，记录内容有体温、呼吸、脉搏，均以阿拉伯数字表示，记录为：××℃；××次/分；××（收缩压）/××（舒张压）毫米汞柱。

2.胎心。以阿拉伯数字表示，记录为：××次/分；双胎用"/"间隔，如140/135次/分。

3.胎位。以胎位缩写来表示具体的胎位情况，如枕左前位用"LOA"表示；孕周较小、胎位未定者以"不清"描述。

4.宫缩。未临产前以"无、偶有、敏感、不规则、弱"等文字具体描述；临产后以"弱、中、强"描述强度情况，并以阿拉伯数字表示，记录为：持续时间××（秒）/间歇时间××（分），如持续时间30秒钟，间歇时间5～6分钟，记录为30秒/5～6分钟。

5.羊水性状。以"清、一度、二度、三度、浑浊"等文字描述，羊水胎粪污染程度可分为：一度呈淡绿色，质稀薄；二度呈黄绿色，质浑浊；三度呈棕黄色，质稠厚。如果出现其他异常，可用文字描述具体情况，如"血性"等。

6.阴道流血。用阿拉伯数字表示出血量，记录为××毫升，或以文字具体描述。

7."空白栏"。可根据孕晚期妇女的具体情况，在需要增加观察项目和护理措施时填写。

（1）如果为重度子痫前期的孕晚期妇女，可添加头晕眼花、恶心呕吐、视物模糊等，水肿者水肿程度等项目。

（2）如果有糖尿病的孕晚期妇女，可添加血糖值、胰岛素用量、皮肤情况等项目。

（3）如果为前置胎盘孕晚期妇女，可添加阴道流血、活动情况、会阴清洁等项目。

（4）如果有贫血可添加面色、血色素值、饮食指导等项目。

（5）如果为胎盘早剥患者，可添加腹痛、子宫硬度、宫底高度、阴道流血等项目。

（6）如果为胎膜早破，可添加体位、会阴清洁、羊水量等项目。

二、产褥期妇女的护理记录内容

产褥期的护理记录是母婴护理员针对分娩后妇女的具体情况，在护理过程中的客观记录，要求实事求是、动态记录。产后护理记录单内容包括生命体征、乳房情况、乳量、宫底高度、子宫收缩、伤口、阴道出血量等。按照母婴护理员的工作地点分为病房护理记录和家庭护理记录。

（一）病房护理记录

病房护理记录按照产妇的分娩方式可分为阴道分娩产妇的护理记录和剖宫产产妇的护理记录。

1.阴道分娩产妇的护理记录。

（1）阴道分娩产妇护理记录的要求。①产后两小时内医护人员每30分钟测量生命体征1次并记录，注意观察宫底的高度、阴道出血量、膀胱充盈等情况，有异常时可缩短观察间隔的时间并记录，母婴护理员可向医护人员了解其相应情况；②产后4小时内每小时观察宫底高度、子宫收缩、阴道出血等情况1次；③24小时内应每小时记录，并统计产后24小时阴道出血量，或按医嘱观察和记录，有特殊情况，如宫缩乏力、产前有高危因素可能发生

产后出血者,应增加测量次数并随时记录。

(2)阴道分娩产妇护理记录的内容。①排尿:记录排尿时间及尿量,产后2小时提醒产妇排尿;②会阴情况:记录会阴缝合处是否有红肿、化脓现象,每日进行会阴擦洗并记录;③阴道出血情况:记录恶露的排出量、颜色及性状;④乳房情况:记录开奶情况,是否有乳房胀痛、乳头凹陷、乳头破裂等情况;⑤饮食:记录进食的量及种类;⑥服药:记录产妇服药的种类及时间。

2.剖宫产产妇的护理记录。

(1)剖宫产产妇护理记录的要求。①术后2小时内由手术室医务人员负责,每30分钟及6小时内每1小时观察记录生命体征、宫底高度、子宫收缩、伤口、阴道出血等情况1次,或按医嘱观察和记录;②24小时内母婴护理员辅助常规观察宫缩及阴道流血情况,并统计产后24小时阴道出血量;③24小时后每日记录1次,连续记录3天,有特殊情况则随时记录。

(2)剖宫产产妇护理记录的内容。①饮食:记录饮食时间、种类及量。术前6小时禁食,4小时禁饮,术后6小时后肛门有排气,则可遵医嘱进食,24小时后恢复正常饮食;②休息:记录术后去枕平卧位的时间,嘱产妇去枕平卧6小时,防止头疼;③会阴情况:每日进行会阴擦洗并记录;④阴道出血情况:记录恶露的排出量、颜色及性状;⑤导尿管的情况:记录尿液的颜色、性状及尿量。

(二)家庭护理记录

1.阴道分娩产妇的护理记录。

(1)会阴情况:记录外阴情况、每日外阴擦洗情况。

(2)恶露情况:每日观察恶露的颜色、气味、量及性状,判断恶露分期并记录。

(3)会阴切口情况:如有会阴切口,注意观察伤口情况,是否有红、肿、热、痛等炎症表现,伤口恢复情况等,并详细记录。

(4)排尿情况:产妇在产后4～6小时开始自行排尿,观察是否有排尿困难或尿频现象,如有异常应多饮水,并记录观察结果。

(5)乳房情况:主要观察有无乳腺炎、乳房胀痛等情况,如无异常体征以"(一)"记录,有异常者启用产后乳房胀痛护理,应做相应记录。

(6)乳量:以"少""中等""多"等描述。

2.剖宫产产妇的护理记录。

(1)生命体征:术后3天观察记录产妇体温、脉搏、呼吸和血压。

(2)恶露情况:同阴道分娩产妇的护理记录。

(3)腹部伤口情况:观察记录腹部伤口局部是否有红、肿、热、痛及恢复情况。

(4)辅助治疗情况:为促进伤口愈合,有条件者可使用红外线理疗仪进行物理治疗。在使用时,应保持理疗仪距离伤口30厘米进行照射,每日2次,每次30分钟,注意观察伤口局部情况,防止烫伤,并记录。

(5)排尿情况:导尿管拔除后3～4小时应开始自行排尿,注意观察记录排尿是否有灼热、疼痛,防止尿路感染发生。如果有异常,应多饮水,锻炼膀胱括约肌功能,并记录观察

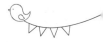

结果。

（6）乳房情况：同阴道分娩产妇的护理记录。

（7）乳量：以"少""中等""多"等描述。

第三节 心理护理方法

分娩是育龄妇女一种正常的生理现象，但同时也是一次心理应激过程。母婴护理员需掌握基本的孕产妇心理护理方法，以便有效观察和识别孕产妇的心理活动，加强对孕产妇的心理护理，使其在整个待产及分娩过程中保持最佳的心理状态。

一、孕晚期妇女心理护理的方法

（一）心理评估

待产期间孕妇会产生多种不同程度的心理变化，母婴护理员在护理过程中应熟悉基本的心理评估内容及方法。

1. 评估内容。

（1）孕晚期妇女对妊娠的态度：评估孕晚期妇女对妊娠的态度。①矛盾心理：尤其是非计划妊娠的孕妇，此时既有妊娠的喜悦，亦有对分娩后新家庭成员到来的担心；②接受：随着妊娠进展，大多数孕妇出现"筑巢反应"，开始为孩子购买物品，积极参加育儿课程，给孩子起名字等。

（2）孕晚期妇女对分娩的态度：评估孕晚期妇女对于分娩的认知程度，如对分娩过程的认知；对产时疼痛的认知；对母儿安全的认知；对分娩环境、接生人员以及产时相关检查和治疗的认知等。

（3）孕晚期妇女的焦虑程度：评估孕晚期妇女的生理表现，如是否有心悸、血压升高、呼吸加快、身体颤抖、出汗、恶心呕吐、面部潮红等情况；评估孕晚期妇女的情绪表现，如自述无助感、对分娩失去控制、缺乏自信，常表现为易怒、激动、自卑或自责、哭泣等。

（4）家人对此次妊娠的态度及支持程度：重点评估其丈夫对此次妊娠的态度、家庭的经济状况和支持程度。

2. 评估方法。

（1）调查法：调查方法一般以询问的形式进行，包括历史调查和现状调查两个方面。历史调查是调查孕晚期妇女过去的经历；现状调查主要围绕与当前问题有关的内容进行。调查对象包括孕晚期妇女本人及其周围的知情人，如父母、丈夫、亲友、兄弟姐妹等。

（2）观察法：观察法是指通过对孕晚期妇女的行为表现，直接或间接地观察而进行心理评估的一种方法。观察法可分为自然观察法与控制观察法两种形式，前者指在自然情境家庭生活环境中，孕晚期妇女的行为不受母婴护理员的干扰，按照其本来方式和目标所进行的观察；后者指在经过预先设置的情境中所进行的观察。

（3）会谈法：也称"交谈法"。其基本形式是面对面地语言交流，是心理评估中最常用的一种基本方法。

会谈的形式包括自由式会谈和结构式会谈两种。前者的谈话是开放式的，气氛比较轻松，孕晚期妇女较少受到约束，可以自由地表现自己；后者根据特定目的预先设定好一定结构的问题，谈话内容有所限定，效率较高。

会谈是一种互动的过程，母婴护理员掌握和正确使用会谈技巧十分重要。会谈技巧包括言语沟通和非言语沟通（如表情、姿态等）两个方面。言语沟通包括听与说；在非言语沟通中，可以通过微笑、点头、注视、身体前倾等表情和姿势表达对被评估者的接受、肯定、关注、鼓励等思想感情，从而促进孕晚期妇女的合作，启发和引导她将问题引向深入。

（二）心理疏导

美国心理学专家鲁宾（Rubin）于1984年曾提出，孕妇为迎接新生命的诞生，维持个人及家庭的功能完整，必须完成以下4项孕期母性心理发展任务。针对孕晚期妇女常见的心理问题，可依据孕期母性心理发展任务为其进行心理疏导。

1.建议孕晚期妇女为确保自己及胎儿能安全顺利地度过妊娠期和分娩期，保证自己及胎儿的健康与安全，积极学习有关妊娠期和分娩期的相关知识，听从医生的建议，摄取均衡的营养膳食，保持适当的活动，保证足够的休息和睡眠，使整个妊娠期保持在最佳的健康状态。

2.建议孕晚期妇女促使家庭重要成员接受孩子，尤其是要得到配偶的认可。

3.建议孕晚期妇女学习为孩子作出贡献，无论在生育或养育新生儿时必须学会培养自制能力，学会为了孩子奉献自己，延迟自己的需要以满足孩子的需要。为适应胎儿的成长，应学会调整自己，便于顺利担负起产后照顾孩子的重任。

4.建议孕晚期妇女在情绪上与胎儿连成一体，与胎儿建立亲密的感情联系，采用各种胎教方式与胎儿进行情感交流。

（三）心理保健

心理保健，指预防心理问题，维护心理健康。孕妇良好的心理有利于产后亲子关系的建立及对母亲角色的完善。母婴护理员可通过以下基本方法帮助孕晚期妇女进行心理调试，以预防心理问题的出现，维护其心理健康。

1.建议其换位思考。当个体在认识、思考和评价客观事物时，要注意从多方面看问题。如果从某一角度来看，可能会引起消极的情绪体验，产生心理压力，这时只要能够转换一个角度，就会看到另一番情景，心理压力就可能迎刃而解。

2.建议其一吐为快。向知心朋友倾诉其感受，或把自己的感受写成信，然后扔到一边，给自己留有一定的"忧虑"时间，随后再去解决。

3.建议其接受帮助。一个人的力量是有限的，当遇到力所不能及的事情，最好能请别人帮忙，与其花几个小时无谓劳动，不如找朋友聊聊，寻求事情解决的办法。

4.建议其降低生活标准。对生活的过分完美追求，会使一个人的心理负担加重，应学会放松。

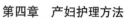

5.建议其积极从事体育锻炼。参加体育锻炼可以放松自己的身心，缓解紧张情绪。

二、产褥期妇女心理保健的方法

产褥期是产妇生理和心理变化较大的一个阶段，体内激素的变化、身体的不适以及社会角色的转换会导致产妇出现情绪波动，严重者可导致心理疾病。此阶段，母婴护理员应采用正确的心理评估方法了解产妇的心理状态，并针对产妇出现的心理反应予以疏导，以帮助产妇顺利度过产褥期，促进其身心健康。

（一）心理评估

1.产妇对分娩过程的感受。分娩过程会对产妇的心理造成不同程度的影响，可直接影响母亲角色的获得和亲子关系的建立，所以母婴护理员需评估产妇对分娩过程的感受，如痛苦、恐惧、愉悦、舒适等。

2.产妇母亲角色的获得。评估产妇是否适应其母亲角色，如产妇是否能够满足孩子的需求并表现出喜悦；产妇是否能积极有效地锻炼身体，学习照顾孩子的知识和技能；产妇是否表现出不愿接触孩子、不亲自喂养孩子或表现出不愿交流、不开心等行为。

3.产妇对孩子行为的认知。评估产妇是否能正确理解和接受孩子的行为，如孩子的哭闹、哺乳困难等。

4.心理状态的其他影响因素评估。影响产妇心理状态的其他因素，如产妇的年龄、性格特征、健康情况、经济状况、文化背景、社会支持系统等。

（二）心理疏导

心理疏导对产妇心理状态的调节具有重要作用，母婴护理员通过心理疏导，可使产妇感到被支持、尊重和理解，激发起内在动力。

1.为产妇创造良好的休息环境。为产妇提供舒适、温暖、安静的母婴同室的休息环境，减少不必要的干扰。告诉家人避免谈论产妇敏感的话题，如新生儿的性别、产妇的体型、新生儿出生会加重家庭的经济负担等。

2.鼓励产妇表达内心感受。鼓励产妇将自己的感受和想法说出来，并耐心倾听产妇的诉说。

3.协助产妇适应母亲角色。为产妇讲解照顾婴儿的知识，指导产妇与婴儿进行皮肤接触、母乳喂养以及其他形式的交流，鼓励其多参与照顾婴儿的活动，增强其自信心。

4.建议家人给予关心和支持。产妇的心理护理最关键的是家人的态度。针对产妇的情绪波动，家人一定要给予理解，避免不良的精神刺激和压力。同时，针对育儿中的问题，家人要和产妇一起去解决，营造家庭温馨和睦的氛围。

（三）心理保健

母婴护理员应给予产妇相关知识和有效支持，预防产妇心理问题的发生，促进产妇心理健康。

1.热情沟通，建立良好关系。产妇入休息室后，母婴护理员应热情接待，让产妇充分休

息；耐心倾听产妇的叙述，了解产妇对新生儿及新家庭的想法，尊重风俗习惯，为其提供正确的产褥期的生活方式。

2.提供帮助。产后3天内，母婴护理员应主动帮助或指导产妇家人帮助产妇完成对新生儿的日常生活护理，避免产妇过度劳累，产生孤单感。

3.母婴同室。让产妇更多地接触新生儿，逐渐参与新生儿的日常生活护理，培养母子之间的感情。

4.提供产妇自我护理及新生儿的护理知识。母婴护理员应指导产妇掌握正确的新生儿喂养、沐浴和抚触的技能，同时给予产妇自我护理指导，如饮食、休息、活动等，以及常见问题，如褥汗、乳房胀痛、宫缩痛等的处理办法，以减少产妇无助感，帮助产妇建立信心。

学习小结

一、学习内容

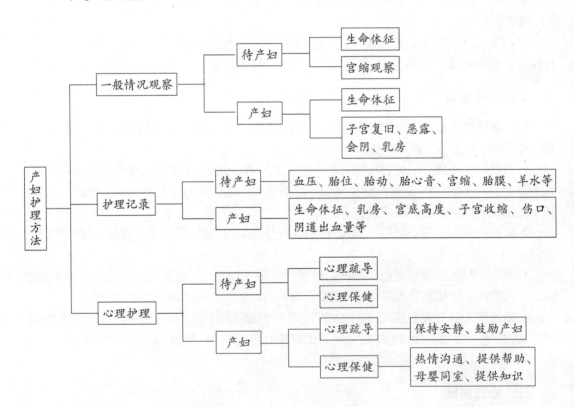

二、学习方法

本章主要介绍孕晚期妇女和产妇一般情况的观察、记录方法以及心理状态的评估、疏导、保健等方法。采用理论学习、图片视频学习、情景模拟等学习方法，加强对孕晚期妇女及产妇身心状况的评估、记录，以及异常情况的识别、护理和疏导。

> **复习思考题**
>
> 1. 简述对产妇一般情况观察的项目和内容有哪些？
> 2. 简述产褥期子宫复旧的特征及产后恶露的特点？
> 3. 简述产妇护理记录的内容有哪些？
> 4. 简述产妇心理状况的评估内容和方法有哪些？

（张敏）

第五章　新生儿护理基础知识

学习目的

- 准确复述正常新生儿与早产儿外观特点的区别。
- 理解正常新生儿生理特点及保健护理要点。
- 掌握新生儿的营养需求和喂养原则。
- 概述小儿计划免疫和预防接种的反应。
- 列举新生儿常见的异常症状和护理要点。

学习要点

- 新生儿外观、生理及保健护理要点。
- 新生儿营养需求及喂养原则。
- 新生儿预防接种与计划免疫。
- 新生儿常见的异常症状护理。

新生儿是指从出生后脐带结扎至产后满28天的婴儿。尽管从子宫中娩出到独立生活是一个自然生理过程，但对于新生儿来说却经历了一次内外环境的巨大改变。新生儿各种器官组织较为稚嫩，功能均不成熟，适应外界环境的能力差，极易发生疾病和异常情况。因此，无论在家庭还是在医院，母婴护理员都应该熟练掌握新生儿的身心特点和新生儿护理的基础知识，以便能科学合理、娴熟正确地为新生儿提供精心的照护。本章重点介绍新生儿的外观、生理特点及其护理要点，新生儿的营养需求及饮食原则，新生儿预防接种及计划免疫，常见疾病的护理知识等内容，旨在对母婴护理员开始的护理工作提供指导和借鉴。

第一节　新生儿的生理特点

新生儿期是指胎儿出生后断脐到满28天的这段时间。足月新生儿是指出生时胎龄满37周不足42周，体重大于等于2500克不足4000克，身长超过47厘米。

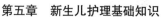

一、正常足月新生儿的外观特点

新生儿刚出生时头部占整个身长的1/3，腿和手臂较细小，肚子较鼓，脸有较多皱褶。以下将正常足月新生儿与早产儿的外观进行对比，见表5-1。

表5-1　正常新生儿与早产儿外观区别

比较项目	正常新生儿	早产儿
哭声	响亮	低弱
肌张力	良好	低下
皮肤	红润、皮下脂肪丰满	红嫩、皮下脂肪少
毛发	毳毛少、头发分条清楚	毳毛多、头发细而乱
耳壳	耳壳软、骨发育好，耳舟成形	耳壳软、缺乏软骨，耳舟不清
指（趾）甲	指（趾）甲达到或超过指、趾端	指（趾）甲未达指、趾端
乳腺	乳晕清楚、结节＞4毫米	乳晕不清、无结节或结节＜4毫米
跖纹	足纹遍及整个足底且清晰	足底纹少且不清晰
外生殖器	男婴睾丸已降至阴囊 女婴大阴唇盖小阴唇	男婴睾丸未降或未全降 大阴唇不能遮盖小阴唇

二、正常足月新生儿的生理特点

对正常足月新生儿的生理特点，从呼吸、循环、消化、血液、泌尿、神经、免疫、体温调节、皮肤黏膜、生殖系统和代谢十一项内容进行介绍。

（一）呼吸系统

1.鼻。婴幼儿鼻腔无鼻毛，灰尘、病原体易侵入呼吸道。新生儿的鼻腔相对短小狭窄，黏膜娇嫩且血管较多，上呼吸道感染时易致鼻黏膜充血肿胀甚至鼻腔阻塞。因新生儿不会张口呼吸，所以易造成新生儿烦躁不安、呼吸困难、拒绝吸乳。

2.咽鼓管和鼻泪管。新生儿的咽鼓管短、宽、直，呈水平位，所以鼻咽部炎症易导致中耳炎。鼻泪管开口近内眼角，瓣膜发育不全时，小儿鼻腔感染后病原体易上行感染造成眼部发炎。

3.喉。新生儿喉腔、声门狭窄，黏膜柔嫩且富含血管和淋巴组织，发炎时易致呼吸困难、声嘶甚至窒息。

4.气管、支气管。气管、支气管黏膜幼嫩且较干燥，纤毛运动差，不能较好地清除病原体和黏液，故易发生气管、支气管炎症。新生儿易因气道发炎狭窄致呼吸困难；右侧支气管短粗且较垂直，易入异物。

5.肺。新生儿肺结缔组织多，弹力组织发育差，血管丰富、含气少，肺间质发育旺盛，肺泡数量较少，故感染时易被黏液堵塞引起肺间质炎症甚至发生肺不张、肺气肿。

6.胸廓。新生儿的胸廓前后径较长，呈圆筒状。胸腔较小，肺脏相对较大，几乎填满整个胸腔，易造成肺换气不足而发生缺氧症状，如口唇发紫等。3岁后才逐渐接近成人。新生儿期以腹式呼吸为主，呼吸浅快，呼吸次数每分钟40～50次。

(二) 循环系统

新生儿血流主要分布在躯干、内脏，而四肢少，所以四肢易发凉，末梢易出现青紫。这是正常现象。新生儿血压较低，血压平均为70/50毫米汞柱（9.3/6.7千帕）。心率波动范围较大，通常为90～160次/分钟，平均120～140次/分钟。

(三) 消化系统

新生儿消化道面积相对较大，肠壁薄且通透性强，易吸收营养，有助于生长。胃呈水平位、容量小，贲门松弛，幽门相对较紧张，易发生溢乳。新生儿出生后10～12小时开始排出墨绿色胎粪，约2～3天过渡到正常黄色软便。新生儿的唾液及唾液淀粉酶较少，所以不宜食用淀粉多的食物。

(四) 血液系统

新生儿出生后随着自主呼吸的建立，血液中红细胞和血红蛋白数量会逐渐下降，出生后2～3个月降至最低，出现轻度贫血现象，称生理性贫血。无须特殊处理，3个月后会逐渐回升，12岁达成人水平。新生儿血红蛋白约占70%，血红蛋白对氧有较强的亲和力，故新生儿缺氧时往往发绀不明显。新生儿出生时白细胞总数较高，出生后第3天开始下降，维持每升血中含 10×10^9 个白细胞，8岁后接近成人水平。

(五) 泌尿系统

新生儿一般出生后24小时内排尿，若出生后超过48小时仍无排尿，需寻找原因，排除先天畸形。女婴尿道短、宽、直，尿道外口暴露且接近肛门，易发生尿道上行感染；男婴尿道虽长，因包皮过长容易积垢，也可引起上行感染。

(六) 神经系统

新生儿的大脑皮质兴奋性低，睡眠时间长。刚出生的新生儿除了吃奶外，几乎都处于睡眠状态。初生婴儿需要睡眠20小时，2～6个月每天需要睡眠14～18小时，7～12个月每天需要睡眠13～15小时，1～3岁每天需要睡眠12～13小时，5～7岁每天需要睡眠11小时。新生儿出生时已具有觅食、吸吮、吞咽、恶心、呕吐、拥抱、握持等原始反射。正常情况下出生后数月这些反射自然消失，若出生后6个月仍存在，属病理现象，应及时到医院就诊。

(七) 免疫系统

新生儿的免疫功能尚不成熟，非特异性免疫功能较差，如皮肤、黏膜娇嫩，屏障功能较差；胃酸少，杀菌能力较弱。新生儿可通过胎盘从母体获得免疫球蛋白G（IgG），但出生6个月后逐渐消失，所以6个月后小儿更易发生感染性疾病。母乳中含较高免疫球蛋白A（IgA），可增强新生儿的机体抵抗力，减少呼吸道和消化道感染的发生。

（八）体温调节

新生儿皮肤皱褶多，体表面积相对较大；皮下脂肪薄，血管丰富，易散热。由于体温调节中枢发育不完善，新生儿体温易随环境温度改变而改变。新生儿主要通过皮肤蒸发和出汗散热，寒冷时主要依靠腋下棕色脂肪代谢来产热，产热量相对不足，易致体温下降，故需注意保暖。当室温过高而未及时给新生儿补水时，易引起体内水分过多丢失造成发热，称为"脱水热"。

（九）皮肤黏膜

新生儿皮肤薄嫩，仅有成人皮肤厚度的1/6，角质层薄，真皮层胶原弹性纤维较少，皮肤保护功能差，易导致细菌感染。新生儿皮肤新陈代谢较快，分泌物较多，应经常清洗，如不及时清洁，容易发生皮肤感染。新生儿皮肤渗透性强，容易吸收有毒有害物质。护理新生儿时不宜留长指甲，戴首饰、手表、胸卡，以防止刮擦新生儿皮肤和黏膜。

（十）生殖系统

新生儿生殖系统发育缓慢，青春期后才发育迅速。女婴出生时卵巢发育已较完善，但原始卵泡还未成熟；男婴出生时睾丸大多已降至阴囊，但仍有约10%位于下降途中某一部位，一般在1岁内下降到阴囊。

（十一）代谢

新生儿需要的热量取决于维持基础代谢和生长的能量消耗，每天需要能量约418～502千焦/千克。早产儿吸吮力较弱，食物耐受力差，出生后1周内仍无法达到上述需要量。

三、新生儿常见的特殊生理状态

新生儿常见的特殊生理状态主要有：生理性体重下降、生理性黄疸、"马牙"和"螳螂嘴"、乳腺肿大和假月经、新生儿红斑及粟粒疹。

（一）生理性体重下降

新生儿出生后因摄入量少、水分丢失多以及粪、尿排出而引起体重下降，但最多不超过10%，出生后10天左右恢复到出生时体重。

（二）生理性黄疸

因新生儿胆红素代谢特点，引起新生儿出生后皮肤、巩膜黄染的现象称为生理性黄疸。足月新生儿出生后2～3天出现黄疸，4～5天达高峰，5～7天消退，最迟不超过2周。早产儿多在出生后3～5天出现，5～7天达高峰，7～9天消退，最长可延迟至3～4周。若新生儿皮肤、巩膜黄染进行性加重且精神状态差、拒乳，应及时送医院就诊。

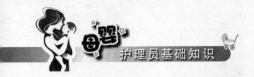

(三)"马牙"和"螳螂嘴"

1.马牙。新生儿口腔上颚中线和齿龈切缘上有黄白色、米粒大小的颗粒，是由上皮细胞堆积或黏液腺分泌物积留所致，俗称"马牙"。"马牙"数周后可自然消退，禁忌刮擦，以免发生感染，如图5-1所示。

2.螳螂嘴。新生儿口腔内两侧颊部各有一突起的脂肪垫，俗称"螳螂嘴"。"螳螂嘴"对吸吮有利，不可挑割，以防发生感染，如图5-2所示。

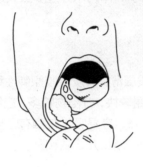
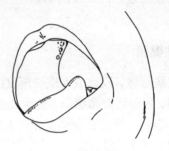

图5-1 "马牙"　　　　　　　　图5-2 "螳螂嘴"

(四)乳腺肿大和假月经

1.乳腺肿大。新生儿出生后体内因有来自母体的雌激素，易造成部分新生儿在出生后3～5天乳房稍肿大现象。新生儿乳腺肿大2～3周后会自行消退，为正常生理现象，故在护理新生儿时不要挤压乳腺，以免发生乳腺感染，如图5-3所示。

2.假月经。由于来自母体的雌激素中断，部分女婴出生后5～7天阴道可排出少量血性分泌物，持续1周左右，称假月经。

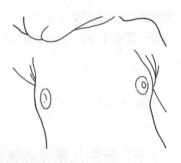

图5-3 乳腺肿大

(五)新生儿红斑及粟粒疹

1.新生儿红斑。新生儿出生后1～2天，在头部、躯干及四肢常出现大小不等的多形性斑丘疹，称为新生儿红斑。新生儿红斑1～2天后可自行消退。

2.新生儿粟粒疹。新生儿皮脂腺堆积在鼻尖、鼻翼、面颊部，可形成小米粒大小、黄白色皮疹，称为新生儿粟粒疹。新生儿粟粒疹可自行消退。

上述症状均为新生儿正常生理现象，不必特殊处理。

第二节　新生儿的行为特点

新生儿的行为能力是其后续智力发展的基础。早期良好的育儿刺激能够最大限度地挖掘大脑潜能，开发智力，对预防心理社会因素和围产损伤所致的智力低下等伤残具有较大的作用。新生儿的行为特点主要从睡眠和觉醒、感觉、反射三方面进行介绍。

一、睡眠和觉醒

新生儿一天几乎90%的时间在睡眠状态，只有10%处于觉醒状态。了解新生儿睡眠和觉醒的规律有助于母婴护理员指导产妇与新生儿进行有效沟通和亲子关系的建立。

（一）睡眠和觉醒状态

新生儿大脑皮质的兴奋性较低，外界刺激容易造成神经细胞兴奋，使之易于疲劳，而睡眠状态可帮助不够成熟的大脑皮质得到休息，从而恢复功能，这对大脑发育起着十分重要的作用。新生儿除了吃奶外几乎都处于睡眠状态，但随着皮质的逐渐成熟和年龄的增长，睡眠时间将逐渐减少。新生儿一昼夜需睡眠16～20小时（大于15小时）。

（二）睡眠的作用

1. 休息。在睡眠时可减少机体新陈代谢活动，重新储备能量物质，使新生儿在睡眠后精力和体力得到恢复。
2. 促进生长发育。睡眠时生长激素分泌较多，能促进机体生长发育。
3. 促进大脑发育。充足的睡眠能促进新生儿大脑发育。

（三）优质睡眠的标准

1. 清晨自动醒来，精神状态良好。
2. 精力充沛，活泼好动，食欲正常。
3. 体重、身高按正常生长速率增长。

二、感觉

感觉是反映当前客观事物个别属性的认知过程，是新生儿凭借完好的感觉器官最先发展起来的。最先出现的感觉是触觉，然后逐步出现敏锐的视觉、听觉、味觉和嗅觉。

（一）视觉

新生儿出生时就有光觉反应，能看清15～20厘米的事物，能注视抱他的人，但注视持续时间短，眼睛不会追踪物体。新生儿的双眼运动不协调，有短暂的斜视，见光亮会眨眼、闭眼和皱眉。新生儿1个月可凝视光源，眨眼睛；2个月起可协调注视物体；3～4个月可追

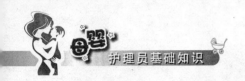

寻活动的物体或人；4～5个月开始认识母亲或乳瓶，见到母亲表示喜悦；5～6个月可以注视远距离的物体；6～7个月出现眼手协调动作，追随跌落物体，喜欢鲜亮颜色；8个月时开始出现视深度觉，能看小物体；18个月时已能区别各种形状；2岁时能区别垂线与横线；5岁时能区别各种颜色；6岁时深度觉已充分发育。母婴护理员可通过展示色彩鲜艳的图片来锻炼新生儿的视觉。

(二) 听觉

新生儿听力差，刚出生时对声音反应较弱，两周后能集中听力；3～4个月有定向反应，4个月听到喜好的声音会展露笑颜；6个月能区别父母的声音并有反应；7～9个月能确定声源，区别语气；1岁能听懂自己名字；2岁可精确区别不同声音。母婴护理员可以通过播放轻柔音乐的方式锻炼新生儿的听觉。

(三) 触觉

新生儿在触觉方面发展较好，母婴护理员可以在1～2个月时让新生儿自己抓握一些玩具，5个月时选一些形状各异的玩具让其抓握来锻炼孩子的双手触觉。

(四) 味、嗅觉

新生儿味、嗅觉比较灵敏，能辨别不同的味道，不同刺激可表现出不同的面部表情，能以五官动作表达对各种味道的情绪反应，如伸舌、挤眉弄眼等小动作，故在健康情况许可的条件下，母婴护理员应指导产妇母乳喂养，在给婴儿饮水时不可加糖，做到早开奶、早吸吮，产后6个月内纯母乳喂养。为发展新生儿的嗅觉，母婴护理员可以给予令人愉悦的气味刺激。

(五) 皮肤感觉

1. 触觉。新生儿触觉灵敏，如唇、口周、手掌及足底等可出现先天的反射动作。当新生儿产生不安情绪时，母婴护理员可以通过抚摸其皮肤，以此锻炼新生儿的肤感，促进与新生儿的情感交流，增进新生儿对外部环境的反应。

2. 痛觉。新生儿出生时已具有痛觉，但反应较迟钝，2个月后才逐渐完善。

3. 温度觉。新生儿对温度感觉很灵敏，环境温度骤降时即啼哭，保暖后即可安静下来。

三、反射

新生儿反射是人类婴儿期固有的先天反射，是人一生下来就具有的不受意识控制的反应。通过对新生儿反射行为的观察，可以判断新生儿大脑皮质机能的成熟程度，断定他们神经发育是否正常。

(一) 出生时已存在的永久反射

新生儿出生时就有角膜反射、结膜反射、瞳孔对光反射和咽反射等，当这些反射减弱或消失提示着神经系统病变。

（二）出生时已存在，以后逐渐消失的反射

新生儿的觅食反射、吸吮反射、握持反射、拥抱反射、颈肢反射和迈步反射等，一般于出生后2～7个月消失。若这些反射出生后缺乏，或未按照规律消失则提示异常。

（三）出生时不存在，以后逐渐出现的永久反射

新生儿的腹壁反射、提睾反射及各种腱反射，若未按照规律出现或反射减弱则为异常。

（四）病理反射

巴宾斯基征婴儿2岁以内为双侧阳性，若出现单侧阴性或2岁后仍出现阳性则为病理现象。

（五）脑膜刺激征

脑膜刺激征是脑膜病变所引起的一系列症状，包括颈强直、凯尔尼格征（kerning sign）、布鲁津斯基征（brudzinski）。出生3～4个月内的婴儿肌张力较高，凯尔尼格征呈阳性，为正常生理现象。

知识链接

各种反射

1.觅食反射。将头部置于正中，以食指轻压新生儿口唇周围皮肤，分别触在口角及上下唇的中央位置，新生儿会张口并把头转向刺激处。一般在出生后3～4个月左右消失。若超过6个月仍存在，则提示神经系统疾病。

2.吸吮反射。把手指放进新生儿嘴里，新生儿会有节律吸吮。一般在出生后6个月左右消失。

3.握持反射。用食指轻触新生儿掌心，其会立即抓紧。一般在出生后3～4个月左右消失，若超过4个月仍存在，则提示神经系统疾病。

4.惊跳反射、拥抱反射。在突然的刺激下，如较响声音、突然震动，或把新生儿放进小床里等都会引起此反射；新生儿双臂伸直，手指张开，背部伸展或弯曲，头朝后仰，双腿挺直，双臂互抱。一般在出生后3～5个月左右消失，若超过6个月仍存在，则提示神经系统疾病。

5.迈步反射。当新生儿被竖着抱起，把其脚放在平面上时，会做出迈步的动作，这并不是真正会走路，而是新生儿所特有的反射。一般在出生后6～10周消失，若8个月以后仍存在反射则提示颅脑疾病。

第三节　新生儿保健与护理要点

新生儿的保健与护理是母婴护理员在护理新生儿时所必须具备的技能，也是母婴护理员的重点工作之一。科学的护理方法与新生儿的生长发育和健康密切相关。因此，母婴护理员应在熟悉新生儿生理和行为特点的基础上，掌握新生儿保健与护理中居家环境、清洁卫生、睡眠护理、排泄护理以及早期教育的要求。

一、居家环境

新生儿居室应符合安静整洁、环保的要求，并安置在阳光充足、空气流通的朝南区域，房间内需备有空调和空气净化装置。一般室温可保持在22～24℃，湿度为55%～65%，室内空气清新，避免对流风。新生儿睡眠时不得长时间开灯，以免影响其休息。

二、清洁卫生

（一）鼻腔护理

新生儿鼻腔常会因分泌物堵塞鼻孔而影响呼吸，母婴护理员可用婴儿棉签或小毛巾角蘸水后湿润鼻腔内干痂，再轻轻按压鼻根部，然后用棉签取出，以保持新生儿鼻腔通畅。

（二）脐部护理

新生儿脐带残端约在出生后3～7天自行脱落，在脱落前后会有少许分泌物这属正常现象，可用75%酒精轻拭并保持该处清洁干燥。有少许渗血者不必处理；渗血多者，须求助医生处理，必要时可重新结扎。有化脓者，可在医生建议下用过氧化氢（俗称双氧水）清洗，再用0.2%～0.5%的碘伏涂擦等。

（三）眼睛护理

在分娩过程中，胎儿通过产道时眼睛易被细菌污染，故出生后要注意眼部清洁护理。如果有分泌物，可用干净小毛巾或棉签蘸温开水从内眼角向外眼角轻轻擦拭；如果分泌物增多，可用0.25%氯霉素眼药水滴眼，每日2～3次。

（四）耳部护理

洗发、洗澡时注意勿将污水灌入新生儿耳内，洗澡后可用干棉签轻轻拭干外耳道、耳朵，并注意耳后的清洁。

（五）口腔护理

新生儿口腔黏膜薄嫩，不宜擦拭。若发现口腔黏膜有白色乳凝块状物附着，轻擦不去，

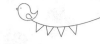

强擦后剥离面有渗血则可能是鹅口疮，此时，可用棉签蘸2%的碳酸氢钠溶液清洁口腔，在病变部位涂1%甲紫或制霉菌素鱼肝油溶液，每日涂2～3次。患处恢复后，需继续涂4～5天，方可根治。也可同时服用益生菌抑制真菌生长，同时注意哺乳前后消毒手和清洁乳头。

三、睡眠护理

(一)避免睡前精神过度兴奋

睡前不应安排新生儿活动，以免过分兴奋，可调暗灯光、播放轻柔音乐或故事引导平静入睡。玩耍时间过长、过于疲劳、曾受惊吓、焦虑、恐惧、忧伤、情绪紧张等，均会造成新生儿不易入睡、睡眠不宁的现象。

(二)避免睡眠环境不适

调节适宜的温度、湿度，一般室温夏季26～28℃，冬季18～20℃，室内湿度以55%～65%为宜；勿穿过厚、过紧、不透气衣物，勿盖过厚、过紧的被子。一般让新生儿穿贴身睡衣，盖被保暖即可。

(三)避免睡前过饱或饥饿

新生儿睡眠时消化功能会降低，若新生儿饮食正常，则不会有饥饿感，因此夜里不用加餐，以免影响睡眠。

(四)睡眠姿势

睡眠姿势一般由新生儿自由选择，但以侧卧为佳，避免手、脚、胸部受压。若发现有受压情况，可轻轻调整新生儿睡姿，解除肢体受压。

(五)改良睡眠环境

养成良好生活规律，避免住房迁移、卧室改动、抚育人变换等扰乱新生儿睡眠的因素。

(六)避免疾病引起的不适影响

避免发热、鼻塞、寄生虫等不适影响。

(七)养成良好的生活习惯

不要抱睡，应让新生儿独自入睡，这样新生儿睡得更沉稳，也有利于心肺、骨骼发育和抵抗力的提高。

四、排泄护理

(一)大便

1.正常大便。大多数新生儿出生后12小时开始排出墨绿色、黏糊状、无臭味的粪便，

即胎便。胎便通常在出生后2~3天内排净，然后过渡到黄色便。若出生后24小时无胎便排出，应请医生检查肛门有无闭锁、腹部有无膨隆和包块等情况，以确定新生儿消化道有无异常。

母乳喂养儿粪便呈黄色或金黄色、均匀糊状，偶有细小乳凝块，不臭，呈酸性反应，每日排2~4次，在1~3个月时次数慢慢减少。

牛乳喂养儿粪便呈淡黄色，较干稠，成形，含乳凝块多，略有臭味，呈中性或碱性反应，每日排1~2次。

2.异常大便。

（1）大便呈黄色，粪与水分开，大便次数增多，说明新生儿消化不良，提示母乳中含糖过多或婴儿摄入过多的淀粉类食物（如米糊、乳儿糕等）。糖分过度发酵会使新生儿出现肠胀气，大便多泡沫、酸味重，故应调整新生儿的饮食结构或限制产妇的摄糖量。

（2）新生儿的大便有硬结块、臭味特别重，说明母乳中蛋白质过多或新生儿蛋白质摄入过量而消化不良。此时，应限制产妇鸡蛋的摄入量或适当稀释奶液及限制奶量1~2天。若已给新生儿添加蛋黄、鱼肉等辅食，可以考虑暂时停止添加此类辅食，待新生儿大便恢复正常后再逐步添加。

（3）粪便量少，次数多，呈绿色黏液状，新生儿常因饥饿而哭闹，这种情况往往是因为喂养不足引起，故这种大便也称"饥饿性大便"。只要给予足量喂养，大便即可以转为正常。

（4）大便稀薄或为水样的黏液便，且呈脓性，有腥臭味，多见于肠道感染。

（5）大便稀，呈黄绿色且带有黏液，有时呈豆腐渣样，多见于真菌性肠炎。

（6）大便变稀，含较多黏液或混有血液，且排便时新生儿哭闹不安，多见于细菌性痢疾或其他病菌引起的感染性腹泻。

（7）水分增多，呈汤样，水与粪便分离，排便次数和量有所增多，多见于肠炎、秋季腹泻等疾病。

（8）大便为淘米水样，排便无腹痛，新生儿快速出现脱水、抽搐、休克等症状，提示新生儿患霍乱病的可能。

（9）大便呈白色或陶土色，且伴有黄疸、瘙痒等症状，多见于胆道梗阻。

（10）大便呈赤豆汤样，颜色为暗红色并伴有恶臭，多见于出血性坏死性肠炎。

（11）大便呈果酱色，多见于肠套叠。

（12）大便呈柏油样黑，多见于上消化道出血。

（13）大便呈鲜红色的血便，表明血液来源于直肠或肛门。

若新生儿有上述不良症状，应立即带其到医院就诊。

（二）小便

1.正常情况下新生儿出生后2~3天尿色深、稍浑浊，放置后有红褐色沉淀，为尿酸盐结晶的正常现象，一般不必特殊处理，只需增加喂奶量，即可逐渐消失。

初生儿尿量约10毫升，2天内平均为30~60毫升，3~10天间每日平均约200毫升，1~3个月间为300~400毫升。因新生儿新陈代谢旺盛、摄入水量多、膀胱容量小，从出生至一周后，小便次数可由每日4～5次增至20次左右，小便颜色也逐渐变为淡黄透明状。

早产儿肾浓缩功能较差，易出现低钠血症、糖尿。其肾排泄能力差，如进食普通牛乳易引起肾负担加重，因此人工喂养的早产儿应采用早产儿配方奶粉。

2.异常情况。新生儿尿液能有效地反映其身体健康状况。

（1）小便次数多，且尿量少而浑浊，小便时疼痛哭闹，多见于尿道炎症。

（2）小便呈浓茶色、烟灰水样色或发红为肉眼血尿，多见于肾小球基膜受损。

（3）小便呈棕黄色或浓茶色，摇晃尿液时黄色沾在便盆上，泡沫也发黄，多见于黄疸型肝炎或病理性黄疸。

（4）尿液出现特殊臭味，多见于泌尿系感染、糖尿病、苯丙酮尿症等严重疾病。

以上异常情况需立即送医院就诊，并在出发前用清洁容器提前留取新生儿的尿液，以便到医院能及时进行化验，尽早得到诊治。

（三）大、小便后的清洁护理

3岁以内小儿排尿、排便中枢不完善，会不自主排出大、小便，同时新生儿皮肤和黏膜较薄嫩，容易导致臀部、会阴处出现发红、湿疹、破溃、感染等情况，故在新生儿大、小便后要及时清洁。清洁时，先用婴儿护臀湿巾或尿布擦去污物，再用温开水彻底洗净会阴及臀部的皮肤，最后用棉质干毛巾吸干水分后，涂护臀霜或油保护臀部、会阴皮肤。注意清洁时动作轻柔、敏捷，水温适宜。清洁顺序由前往后，勿将污物带入尿道外口或阴道，尤其注意皮肤皱褶处要彻底清洁。具体操作方法详见《母婴护理员（师资）培训教程实训技能》相关章节。

五、早期教育

（一）定义

早期教育指从出生到小学以前（0～6岁）阶段的婴幼儿教育。早期教育应根据婴幼儿身心发展特点进行有针对性的指导和培养，为婴幼儿多元化和健全人格的培养打下坚实基础。

（二）意义

1.促进脑部发育。早期教育要抓住关键期，才能事半功倍，取得较好的效果。出生后6个月是婴儿学习咀嚼的关键期，错过此关键期，婴儿可能拒绝咀嚼；出生后9个月至1岁分辨多少、大小；9个月～3岁是学习口头语言的第一个关键期，错过此关键期，小儿会出现语言障碍；2岁半～3岁半是教育幼儿形成良好的卫生习惯和遵守作息制度习惯的关键期；4岁以前是形象视觉发展的关键期；4～5岁是开始学习书面语言的关键期；5岁左右是掌握数学概念的关键期，也是儿童口头语言发展的第二个关键期；5～6岁是掌握语言词汇能力的关键期。

2.促进智力的飞速发展。新生儿是通过感知觉来与外界取得联系和认识周围世界的。所谓感知觉，指人类通过眼睛、鼻、耳等感觉器官，对周围环境中物体的颜色、气味、味道、形状等各种特性的认识。适时给予新生儿适当的刺激，可锻炼各种感觉器官和神经系

统功能，促进新生儿智力发展。

（三）早教原则

1. 早教应注意安全。早教不可操之过急，需兼顾年龄、智能基础、体力体质等因素，适当选报合适课程。

2. 早教不等同于学习。早教重点是创造快乐，按小儿身心发育的特点，科学合理地给予愉悦的、适当的、有益的良性刺激，积极开发小儿的感觉、语言、智能、体能、社交、想象等能力。

3. 早教不可溺爱。早教应多鼓励婴幼儿自立活动，如自己吃饭、自己收拾玩具，让其更有成就感、满足感。

4. 早教要遵循因材施教。早教需根据孩子自身气质、能力特点和兴趣爱好，选择以激发潜能为目的的早教方向和项目。

5. 早教内容以启发智慧和潜力为主。早教宜选择听音乐、做游戏、绘画、体能训练、讲故事、生活教养等，而不能以灌输知识为主。

第四节　新生儿的营养需求及喂养原则

营养是保证新生儿生长发育、身心健康的物质基础。营养的缺乏或者过剩都会引发新生儿营养代谢性疾病，不仅影响新生儿时期的生长发育，还会给成年后的健康带来潜在的危害。因此，母婴护理员应熟悉新生儿的营养需求，选择合理的喂养方式，以保证新生儿的能量供应。

一、新生儿的营养需求

营养素具有维持生命和一切生理活动、修补组织、促进生长发育的功能，而能量是由膳食中的产热营养素在体内经过氧化所产生的。新生儿时期，在能量和营养素的需求方面具有以下特点：

（一）能量的需要

0～6个月新生儿需要的总能量：每天376.56千焦/千克，这些能量包括五个方面的生理需要：

1. 基础代谢需要。占总能量的50%～60%。

2. 生长发育需要。为小儿特有的能量需要，占总能量的25%～30%。

3. 食物的热力作用。新生儿占总能量的7%～8%，年长儿占5%。

4. 活动消耗需要。约占总能量的15%～25%。

5. 排泄损失需要。不超过总能量的10%。

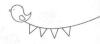

（二）营养素的需要

1.产能营养素。糖类为机体主要供能营养素，提供的能量占人体每天所需总能量的 50%～60%；脂肪提供的能量占每天总能量的 35%～50%；蛋白质提供的能量占每天总能量的 10%～15%。

2.非产能营养素。

（1）维生素：脂溶性维生素 A、维生素 D、维生素 E、维生素 K 及水溶性维生素 C 和维生素 B 族。

（2）矿物质：常量元素，如钾、钠、钙、磷等。

（3）微量元素：如铁、铜、锌、碘等。

（4）膳食纤维：包括纤维素、半纤维素、木质素、果胶等。

二、新生儿的喂养原则

新生儿生长发育迅速，需要足够的营养，但其消化器官稚嫩，消化功能发育不完善，易导致消化功能紊乱，故合理喂养对新生儿很重要。新生儿的喂养方式包括母乳喂养、人工喂养和混合喂养三种。母乳是最佳食品，新生儿的首选喂养方式为母乳喂养。

（一）母乳喂养

1.母乳喂养的优点。

（1）满足营养需要。母乳营养丰富，以含乳清蛋白为主，含乙型乳糖、维生素、不饱和脂肪酸和解脂酶较多，其钙、磷、锌、铁含量虽低，但比例适宜，更易吸收。

（2）增强抗病能力。初乳中含免疫物质较多，如分泌型免疫球蛋白 A（sIgA），可保护呼吸道和消化道黏膜；含有较多的乳铁蛋白、溶菌酶、双歧因子、巨噬细胞等，能对抗大肠埃希菌和白色念珠菌。

（3）促进心理发育。新生儿与母亲紧密接触，能带给其深刻、微妙的心理暗示与情感交流，使新生儿获得最大的安全感并可增加互相了解及信任。

（4）经济方便。乳汁温度适宜，乳量随新生儿生长而增加，直接喂哺不易污染，既方便又经济。

（5）有利于母亲健康。产后哺乳可刺激子宫收缩，促进子宫修复，改变激素水平，使月经推迟，起到一定的避孕作用；母乳喂养可使产妇乳腺癌和卵巢癌的发病率下降。

2.母乳的成分变化。

（1）初乳：产后 7 天内分泌的乳汁，量少、质稠、色微黄，脂肪少而蛋白质多，含较多的免疫球蛋白 A（IgA）及维生素 A、牛磺酸和矿物质，利于新生儿的生长发育和提高抗感染能力。此期乳汁较珍贵，不可丢弃。

（2）过渡乳：产后 5～14 天内分泌的乳汁，量逐渐增多，脂肪逐渐增高而蛋白质和矿物质逐渐减少。

（3）成熟乳：产后 14 天～9 个月的乳汁，质较稳定，量随生长需要而增多。

（4）晚乳：产后 10 个月后分泌的乳汁，量和营养成分下降，此期可准备停止哺乳。

3．母乳喂养的护理。

（1）开奶时间：出生后半小时内就给予新生儿吸吮乳头称为早吸吮。早吸吮是母乳喂养成功的关键措施之一，母乳喂养成功的另一个关键措施是勤吸吮。通过新生儿尽早吸吮和勤吸吮乳头的刺激，可促进泌乳素的持续分泌，减轻新生儿生理性黄疸、低血糖、生理性体重下降的发生。

（2）喂奶次数和量：给予新生儿按需喂养。根据新生儿胃排空情况，一般2小时一次。

（3）喂奶姿势：产后最初几天取半卧位，出院后可选择坐位。

（4）喂哺方法：母婴护理员可指导产妇喂奶前先换尿布，清洁双手后用棉质毛巾蘸温开水清洁乳头；喂奶时采用端坐位，每次哺乳时间15～20分钟，吸空一侧乳房再吸另一侧，以防发生乳腺炎；哺乳结束后将新生儿竖起直抱，头部紧靠产妇肩上，用手掌轻拍背部以利于空气排出；休息片刻后，置新生儿于右侧卧位。

（二）人工喂养

人工喂养是指因各种原因导致不能母乳喂养时，完全采用其他乳品，如牛奶、羊奶及其他配方奶粉，或其他代乳品喂养新生儿的方法。

1．常用乳品及代乳品。

（1）鲜牛乳。新生儿不可食用生鲜牛乳，因其可致肠道过敏而出现慢性失血。食用前需稀释、煮沸、加糖。出生后2周内喂2：1乳（鲜牛乳2份＋水1份）；2周后喂3：1乳并逐渐过渡到4：1乳；1～2个月婴儿可喂全乳。按每天所需总能量和总液量来计算。

（2）牛乳制品。①婴儿配方乳粉：它是除母乳外优先选择的最佳婴儿饮食。若无法实行母乳喂养时，可首先选用婴儿配方乳粉喂养，按使用说明给予合适奶量。新生儿先以温开水5～10毫升试喂，凡吸吮、吞咽功能良好者，每3小时喂1次配方乳，视具体情况计算全天喂养热量、奶量，并遵循由少到多、逐步增加的原则；出生10天后加维生素A每天500～1000国际单位（IU）及维生素D_3每天400～1000国际单位；1个月后加铁元素每天2～4毫克/千克，同时注意补充维生素C、叶酸和维生素E；②全脂乳粉：按重量配制为1：8，即1克乳粉加8克水；按容积配制为1：4，即1勺乳粉加4勺水；③酸乳：适合于对乳糖不耐受的新生儿；④其他：蒸发乳、脱脂乳、炼乳、蛋白乳等。

（3）羊乳。羊乳的营养与牛奶相似，比牛乳易消化，含叶酸、维生素B_{12}较少，易导致巨幼细胞性贫血。

（4）代乳品。代乳品的种类有豆类代乳品、谷类代乳品等，适用于3～4个月以上的婴儿。

2．人工喂养的护理。

（1）哺喂次数通常为每3～4小时1次。

（2）哺喂方法。①选择合适的橡皮乳头；②将乳汁滴在前臂内侧（因此处对温度较敏感）测试乳汁温度，以不烫为度；③新生儿半卧位，持乳瓶为斜位，使乳汁充满乳头；④哺乳结束，应将新生儿竖抱拍背后置右侧卧位。

（3）注意事项。①根据新生儿个体差异和需要及时调节奶量；②注意调配的浓度。长时

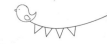

间给新生儿喝高浓度奶粉会加重其胃肠、肝、肾负担，易造成消化不良、便秘、肠坏死、肝功能异常、肾结石等严重后果；长期喝过稀的奶粉会影响生长发育，造成生长过缓或营养不良。故需严格按说明书的水、奶比例准确配制；③要特别重视消毒。奶瓶、奶嘴用奶瓶刷洗干净后，需煮沸消毒10分钟以上或使用微波炉微波消毒；④产妇亲自喂哺有利于新生儿心理发育，也有利于加深母子感情。

（三）混合喂养

混合喂养分为补授法和代授法。补授法指用其他乳品或代乳品补充母乳不足的方法。代授法是指产妇因故临时不能给新生儿喂乳，而用其他乳品或代乳品代替一次至数次喂养的方法。全天母乳哺乳次数不少于3次，以免母乳分泌迅速减少。

三、辅食添加

母乳含有全面充足的营养，是出生后6个月内婴儿的最佳食品。6个月后，婴儿可适当添加辅食，用于补充婴儿日益增长对营养物质的需求。

(一) 添加目的

无论哪种喂养，均应及时添加辅助食品，以保证营养的需要。

(二) 添加原则

由少到多，由稀到稠，由细到粗，由一种到多种。

(三) 添加顺序 (表5-2)

表5-2　辅食添加的顺序

月龄	食物性状	添加辅食品种
2周～3月	流质食物	鱼肝油制剂（足月儿出生后2周开始每天补400单位，早产儿出生后1周开始每天补800单位，3个月后改400单位）、鲜果汁、青菜汤
4～6月	泥状食物	稀粥、蛋黄（补铁天然食物）、鱼泥、菜泥、水果泥、动物血（补铁吸收率高）、豆腐、米汤、米糊
7～9月	末状食物	烂面、饼干、蛋、鱼、肉末
10～12月	软碎食物	稠粥、软饭、面条、豆制品、碎菜、碎肉、馒头

添加辅食应遵守循序渐进原则，每添加一种都需要注意婴儿吸吮、吞咽能力和有无腹胀、腹泻、便秘等消化功能紊乱的情况，观察3～5天，无消化功能紊乱才能继续添加新辅食。

第五节　新生儿预防接种与计划免疫知识

计划免疫是根据某些传染病的发生规律，将各种安全有效的疫苗，按科学的免疫程序有计划地给人群接种，使人体获得对这些传染病的免疫力，从而达到控制、消灭传染源的目的。预防接种是把人工培养的疫苗注射到需要人群的身体内，刺激机体产生对某种疾病的抗体，减少机体受此疾病感染的机会。本节对国家计划免疫程序的要求和预防接种的护理方法进行介绍。

一、国家计划免疫程序及要求

国家计划免疫的主要对象是婴幼儿及儿童，目的是根据疫情的监测注射或口服药物，使婴幼儿获得对某些特殊传染病的抵抗力。

国家计划免疫程序及要求：我国计划免疫主要提供"五苗防七病"，疫苗接种见表5-3。

表5-3　疫苗接种

疫苗（预防疾病）	初种	接种途径
卡介苗（结核病）	出生后两三天到2个月内	皮内注射
乙肝疫苗（乙肝）	0、1、6月龄各1次	肌内注射
脊髓灰质炎减毒活疫苗（脊髓灰质炎）	3、4月龄各1次	口服（冷开水服，服后1小时内禁饮热水）
百、白、破混合制剂（百日咳、白喉、破伤风）	3、4、5月龄各1次	皮下注射
麻风疫苗（麻风）	8月龄时	皮下注射

二、预防接种的护理

1.预防接种后局部反应。接种后数小时至24小时，接种部位红、肿、热、痛，一般持续2~3天。反应强度：轻度，红肿直径小于2.5厘米；中度，红肿直径为2.6~5厘米；重度，红肿直径大于5厘米。

2.预防接种后全身反应。接种后24小时内，小儿出现发热、头晕、恶心、呕吐、腹痛、腹泻、全身不适等，一般持续1~2天。反应强度：轻度，体温在37.5℃左右；中度，体温为37.5~38.5℃；重度，体温在38.6℃以上。

3.预防接种反应的处理方法。轻度反应不用特殊处理，只需多休息、多喝水，局部用干净毛巾热敷即可；中、重度反应需立即到医院就诊。

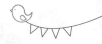

第六节　新生儿常见异常的护理知识

新生儿期是婴儿期中一个特殊的阶段。新生儿体内有来自母体的部分抗体具有一定的抵抗力，但由于刚从母体娩出需要调整生理功能以适应外界新环境，所以需要更精心的护理，因此母婴护理员需要了解新生儿的生理机制，及时发现异常情况，以防止新生儿感染的发生。本节主要介绍新生儿常见异常情况的护理知识。

一、新生儿腹泻

(一) 定义

腹泻是一种以大便次数增多、排稀便和电解质紊乱为主要临床表现的胃肠功能紊乱。

(二) 分类和病因

1.按病因分类。可分为感染性腹泻和非感染性腹泻两类。前者主要与细菌、病毒、真菌等因素有关；后者主要由于理化因素，如进食过浓、过稀食物或腹部受凉。

2.按病程分类。可分为急性、慢性、迁延性腹泻三类。急性腹泻指病程在2周以内的腹泻；慢性腹泻指病程超过2个月的腹泻；迁延性腹泻指病程在2周和2个月之间的腹泻。急性腹泻严重时易脱水、电解质紊乱；慢性和迁延性腹泻容易造成菌群紊乱或营养不良。

3.按病情分类。可分为轻型腹泻和重型腹泻两类。轻型腹泻大便次数每天在10次以下，呈蛋花水样便或水样便，不伴水、电解质紊乱和酸碱失衡，可以口服补水或电解质溶液；重型腹泻大便次数每天在10次以上，呈稀水样便，常伴水、电解质紊乱和酸碱失衡，需立即送医院进行静脉补液。

(三) 症状

大便次数增多、性状稀薄，呈蛋花水样便或水样便。

(四) 护理

1.调整饮食。母乳喂养的婴儿暂停添加辅食，但可继续喂母乳。人工喂养的婴儿可喂稀释过的新生儿配方奶粉，腹泻减少后可给予半流质米粥或米粉，少量多餐，病情好转后逐渐恢复生病前饮食。

2.补足体液。因新生儿体液总量多，血中钾、氯、磷酸盐、乳酸、有机酸含量稍高，钠含量少且波动范围大，并且新生儿对水、电解质、酸碱平衡调节能力差，所以要注意补水、能量及电解质，但补液总量和速度应控制。

3.体温过高的护理。让新生儿多休息、多喝水，及时擦干身上汗液并更换衣物。当体温≥39℃时，可给予美林或泰诺林等退热剂。

4.皮肤护理。排便后需用温水清洗臀部并用柔软卫生纸或布擦干，选柔软、吸水性好的尿布或纸尿裤。平时勤洗、勤换尿布并涂护臀霜保护，以防止发生红臀。

5.腹泻病情严重时及时送医院就诊。

(五)预防

1.护理人员接触新生儿前后严格消毒双手。

2.严格消毒新生儿奶瓶、餐具，严格消毒感染性腹泻患儿的尿布或纸尿裤。

3.注意配奶的浓度和温度，不可过热、过凉、过稀或过浓。新生儿一次未喝完的乳液下次不能继续饮用，需现配现用新鲜乳液。

4.避免长期使用抗生素，以免造成肠道菌群失调，引起腹泻或真菌性肠炎。

5.科学合理地增加辅食的种类和量，循序渐进地减少乳类的摄入。一般于出生后10~12个月断奶，最迟不超过24个月，避免夏季或新生儿生病时突然断奶。

二、吐奶

(一)定义

吐奶或溢奶是新生儿和婴儿常见的现象之一。多数情况下吐奶是生理性的，较严重的吐奶有可能是消化功能紊乱或消化道梗阻的表现。

(二)病因

1.内因。

（1）新生儿咽喉软骨发育尚未成熟，控制力不好。

（2）胃呈水平位，贲门松弛，幽门紧缩，当胃内乳汁稍多时，可以冲开贲门而倒流回食管和口腔。

（3）胃容量小，摄食过多而未竖抱拍背排气。

2.外因。

（1）奶嘴孔太大，会因短时间内通过奶嘴的奶量过多，新生儿来不及吞咽而呛奶。

（2）喂奶姿势不正确、喂奶过快、喂奶量过多、喂奶前较长时间哭闹、喂奶时吞入大量空气等；新生儿喂奶后体位变动过大，如换尿布等均可引起呕吐。

（3）新生儿感冒时因鼻子堵塞引起吞咽不协调而造成吐奶。

（4）有胃食管逆流情况的新生儿易呛奶。

（5）早产儿、有唇腭裂、心脏病、重度唐氏综合征或脑性麻痹的新生儿因吮吸能力弱易吐奶。

(三)症状

口角有奶溢出或吐奶。

（四）护理

1.轻微呛奶。时常伴剧烈咳嗽、大哭等情形，应抬高其上身，快速轻拍其背部，令其机体自行调适到正常状态。

2.中重度呛奶。脸部发紫或呼吸困难时，母婴护理员应立即端坐位，让新生儿呈头低足高位，面朝下俯卧于护理员腿上。护理员一手抱新生儿，一手空心掌叩击新生儿背部，促使新生儿将气管内呛入的乳汁咳出。紧急处理应该持续进行到新生儿哭出声音，青紫、憋气的情况明显缓解才暂告一段落，若情况严重者须立即转送医院就诊。

3.如果新生儿脸部发黑，没有哭泣，此时新生儿可能已昏迷，母婴护理员应先刺激新生儿的脚底帮助其恢复呼吸，并紧急送医。

（五）预防措施

1.喂乳后，不可立即将新生儿放平，应一手将新生儿竖抱，使其下颌靠在母婴护理员肩膀上，一手呈空心掌轻拍婴儿后背，由下到上，力度以使空气泡从胃壁震落为度，帮助其排出吞入胃中的空气。直到新生儿打几个嗝后，再垫高其上半身右侧卧位放置。

2.改善喂乳方法。

（1）适量喂乳，避免过量哺喂。

（2）喂乳时不要太急、太快，中间应暂停片刻，以便新生儿的呼吸更顺畅。

（3）奶嘴开孔适中，开孔太小，则需大力吸吮；开孔太大，则容易乳汁吞咽不及而发生呛奶。

（4）喂乳前让乳汁充满整个奶嘴，避免新生儿吞入过多空气。

（5）在喂乳后禁止摇动或晃动新生儿。

三、发热

（一）概念

正常新生儿肛温为36.2～37.8℃，腋下温度为36～37℃；新生儿肛温超过37.8℃，腋温超过37℃，即为发热。发热常由环境因素、感染引起。

（二）病因

1.环境因素。室温过高、新生儿包裹过严过多，可引起新生儿体温迅速升高。

2.新生儿脱水热。多发生于出生后3～4天正常母乳喂养的新生儿，发病原因为摄入水分不足。因新生儿出生后经呼吸、皮肤蒸发以及排大小便等丢失相当数量的水分，而出生后3～4天内母乳量较少，如未及时补充水分，可造成体内水分丢失过多，导致新生儿血液浓缩而发热。待补充水分及降低环境温度后即可缓解。

3.新生儿感染。各种病原体引起的感染性疾病，包括肺炎、脐炎、败血症、化脓性脑膜炎以及各种病毒感染性疾病等。要注意，发热不是新生儿感染的统一症状，有些严重感染的新生儿可表现为体温过低或体温不升。

4.其他原因。可能由新生儿代谢率升高引起，如骨骼肌强直和癫痫持续状态；先天性

外胚叶发育不良的患儿，因汗腺缺乏、散热障碍，可引起发热；新生儿颅内出血可引起中枢性发热；分娩时接受硬膜外麻醉也可引起产妇和新生儿发热。

（三）症状

1.体温上升期。此期新生儿面色苍白、寒战、皮温降低，需注意保暖、多饮水。

2.高热持续期。此期新生儿皮肤潮红、灼热，体温超出正常范围，无汗，需注意积极降温，以防止高热性惊厥。

3.体温下降期。此期新生儿大量出汗、皮温降低，不可以用冷敷降温，要注意补水。

（四）护理

1.积极降温，防止婴幼儿高热性惊厥。体温低于38℃，一般不需特殊处理；体温超过38.5℃，可行物理降温，如温水擦浴；体温达39℃及以上，可物理降温或遵医嘱给予药物降温。

2.注意休息，避免劳累。轻、中度发热可进行日常活动，但应避免剧烈运动。高热时应卧床休息。

3.饮食管理。给予婴幼儿清淡、易消化的流质或半流质饮食，多饮水。母乳喂养婴儿可继续母乳喂养，人工喂养婴儿可将奶液稀释后哺喂，少量多餐，或暂停辅食添加。

4.注意事项。

（1）冰袋冷敷禁忌放在颈部前后、心前区、腹部、足底、阴囊等部位。

（2）麻疹患儿和有出血倾向、凝血功能障碍者禁用酒精擦浴。

（3）小儿服退热剂后需多喂水，因退热可引起大量出汗而导致脱水。如果服后无效，需间隔4～6小时再次服用。

（4）禁用阿司匹林、安乃近等退热剂，否则可致婴儿皮肤青紫、贫血、颅内出血、Reye综合征（即肝、脑弥漫性脂肪变性甚至功能衰竭）等，可遵医嘱服用退热剂。

（5）对于发热患儿，除了物理、化学方式降温外，还须到医院就诊，查找发热原因，进行对因治疗。

（五）预防

1.增强体质。

（1）在小儿健康状态下进行适量的体育锻炼，如婴儿游泳、被动体操等。

（2）在条件适宜的情况下进行三浴训练：空气浴、日光浴、温水浴。

（3）加强营养，生病期间可继续母乳喂养，人工喂养可稀释婴儿配方奶粉，待病情好转后逐渐恢复正常。

2.避免去人群拥挤的公共场所。

3.患有感冒、发热或其他感染性疾病人员应避免直接接触新生儿。

四、惊厥

(一) 定义

惊厥是指由于神经细胞异常放电，引起全身或局部肌群发生不自主的强直性或阵挛性收缩，同时伴有意识障碍的一种神经系统功能暂时紊乱的状态。

(二) 病因

1.内因。脑神经髓鞘3个月才开始形成，4岁左右完全形成，因此4岁以内婴幼儿易发生惊厥。

2.外因。由各种颅内外感染、中毒、发热、颅压增高、缺氧、酸碱失衡、电解质紊乱、代谢病、严重心肾疾病引起。新生儿最常见的惊厥是高热性惊厥。

(三) 症状

1.典型表现。患儿全身或局部肌群出现不随意的收缩，呈强直性或阵挛性，眼球上翻、凝视或斜视，多伴有意识障碍，持续数秒钟至数分钟。

2.惊厥持续状态。抽搐发作持续超过30分钟或2次发作间歇期意识不能恢复。

3.非典型表现。常见于新生儿，3个月以内的婴儿前囟和骨缝没有闭合，颅压增高时颅腔容积扩大，使颅内压降低，故新生儿和小婴儿脑膜刺激征不明显，表现为体温升高或不升、拒乳等。

(四) 急救护理

1.减少刺激以避免诱发。应原地抢救，不可搬运、大声喊叫、摇晃患儿，所有操作集中进行并保持安静。

2.保持呼吸道通畅。去枕仰卧，头偏一侧，将舌轻轻向外牵拉，松解衣领、腰带。

3.及时清除口鼻分泌物、呕吐物。

4.防止受伤。将患儿周围的物品移开；在床栏杆处放置棉垫；切勿用力强行牵拉或按压患儿肢体，防止骨折或脱臼；在患儿的手中或腋下垫上纱布，防止皮肤摩擦受损；用纱布包裹压舌板置于患儿上下磨牙之间，防止舌咬伤。

(五) 预防

及时治疗中毒、发热、癫痫、感染、颅压增高、缺氧、酸碱失衡、电解质紊乱、代谢病和严重心肾疾病。

五、尿布皮炎

(一) 定义

尿布皮炎是指婴儿臀部皮肤长期受尿液、粪便以及漂洗不净的湿尿布刺激、局部摩擦或湿热，如用塑料膜、橡胶布等，引起皮肤潮红、溃破甚至糜烂及表皮剥脱。尿布皮炎往往

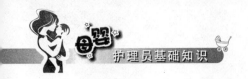

发生于外生殖器、会阴及臀部，病损可轻可重，易继发感染。

(二) 症状

尿布皮炎皮损情况分为：①轻度。表皮颜色潮红；②重度。重Ⅰ度，局部皮肤潮红，伴有皮疹；重Ⅱ度，除以上表现外，有皮肤溃破、脱皮；重Ⅲ度，皮肤大片糜烂或表皮剥脱，有时可继发感染。

(三) 护理

1.目的。为减轻患儿疼痛，促进受损皮肤康复。

2.操作。母婴护理员洗净双手，准备臀部护理用物，用温水清洗臀部（禁用肥皂以防刺激），将臀红部位暴露在空气中保持干燥或用红外线灯照射。红外线灯管距臀红部位30～40厘米，每天照射1～2次，每次照射15分钟左右，之后用无菌棉签蘸药膏在臀红处滚动涂药。

3.注意事项。

（1）臀部皮肤溃破或糜烂时禁用肥皂水，清洗时用手蘸水冲洗，避免用小毛巾直接擦洗。

（2）室内气温较低时，暴露臀部治疗应注意保暖。若用红外线照射臀部时，一般每天2～3次，且应有专人守护患儿，避免烫伤。

（3）根据臀部皮肤受损程度选择油类或药膏。轻度涂紫草油或鞣酸软膏；重Ⅰ、Ⅱ度涂鱼肝油膏；重Ⅲ度涂鱼肝油膏或康复新液，每天3～4次；当继发细菌或真菌感染时，可用0.02％高锰酸钾溶液冲洗吸干，涂红霉素软膏或硝酸咪康唑霜（达克宁霜），每天2次，用至局部感染控制。

4.涂抹。涂抹油类或药膏时，不可在皮肤上反复涂擦，以免加剧疼痛和导致脱皮。

5.保持臀部清洁干燥。重度臀红者所用尿布应煮沸、消毒液浸泡或在阳光下暴晒以消灭细菌。

(四) 预防

每次排便后清洗臀部皮肤，禁用肥皂，涂油保护臀部皮肤；勤换清洁衣裤和透气尿布，常做空气浴和日光浴，禁用塑料布或纸尿裤包裹臀部。

六、肛门周围感染

(一) 定义

新生儿肛门周围感染是指因使用粗糙、不清洁的布或纸擦拭新生儿娇嫩的肛周皮肤导致肛门周围皮肤擦伤，又因新生儿肛门括约肌松弛、大便不自主流出而造成擦伤部位发生感染。肛门周围感染疾病较常见，由于临床症状不严重而容易被忽视。肛门周围感染者处理不当，可形成肛瘘。

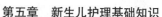

（二）病因

1. 内因。新生儿肛门周围皮肤娇嫩，抵抗力差；新生儿肛门括约肌松弛，大便不自主流出。
2. 外因。使用粗糙、不清洁的布或纸擦破新生儿娇嫩的肛门周围皮肤。

（三）症状

发病时在患儿肛门处可摸到有花生米大小、中心发软的红肿硬块，数天后破溃并流出少量脓液。患儿在大便时常哭闹。只有少数患儿可自愈，大部分患儿可留有小疤痕，偶尔还流出少量分泌物，炎症经常反复发作，容易造成肛瘘。

（四）护理

若肛门周围脓肿，应及早到医院进行切开排脓。切开后要定时排便，每次排便后用温水或1∶2000呋喃西林液清洗。

（五）预防

1. 禁用质地粗糙、不清洁的尿布或纸擦新生儿肛门及周围的皮肤。
2. 新生儿大便后可以先用温水为其清洗肛门，再用软布轻轻拭干。
3. 新生儿腹泻或已有臀红时，每次排便后要用温水冲洗肛门并保持清洁干燥。

七、黄疸

（一）定义

黄疸是指由于新生儿体内胆红素升高而引起皮肤、黏膜、巩膜等部位的黄染现象。

（二）分类与临床症状

新生儿黄疸分为生理性黄疸和病理性黄疸两种，两者的区别见表5-4。

表5-4 新生儿生理性黄疸和病理性黄疸的区别

种类	血中胆红素浓度和胆红素消退时间	症状和并发症
生理性黄疸	血中胆红素浓度： 足月儿<205微摩尔/升（<12毫克/升） 早产儿<257微摩尔/升（<15毫克/升） 胆红素消退时间： 足月儿≤2周，早产儿≤4周	症状仅有皮肤、黏膜黄染，其他体征正常，无并发症
病理性黄疸	血中胆红素浓度： 足月儿≥205微摩尔/升（≥12毫克/升） 早产儿≥257微摩尔/升（≥15毫克/升） 胆红素消退时间： 足月儿>2周，早产儿>4周	皮肤、黏膜、巩膜黄染明显，出现时间早且进行性加重，精神差，拒乳，继续加重会造成核黄疸的并发症

（三）护理

1.生理性黄疸。不需特殊处理，勤晒太阳，早开奶、勤喂奶可促进黄疸排出。

2.病理性黄疸。

（1）带新生儿到医院查明原发病并积极治疗。

（2）进行蓝光箱疗法，治疗期间注意喂奶、喂水。

（3）注意保暖、合理喂养。

（四）预防

新生儿出生后早开奶、勤喂奶、多晒太阳。

八、湿疹

（一）定义

湿疹是新生儿常见的一种有遗传倾向的过敏性皮肤病，主要原因是对食物、吸入物或接触物不耐受或过敏所致。以出生后2～3个月最多见，多见于对牛奶过敏的婴儿，人工喂养的婴儿比母乳喂养儿发病率高。

（二）病因

病因较复杂，多由于某些外界或体内因素的相互作用所致。

1.内因。父母双方有一方有过敏性疾病或发过湿疹就可能会遗传。

2.外因。

（1）牛奶、鸡蛋、海鲜、芒果、花生等食物。

（2）环境中尘螨、花粉、油漆、动物毛发等。

（3）闷热潮湿、出汗都可以造成湿疹。

（4）心理因素：过度紧张可致湿疹或湿疹加重。

（三）症状

湿疹常从新生儿出生后第二或第三个月开始发生，好发于颜面部及皮肤皱褶部，如颈后、肘内侧、腘窝、肛门周围、外阴部位，也可累及全身。初期局部皮肤发红，严重时出现红色或粉红色粗糙、脱屑皮疹，触之如同触摸砂纸一样，常伴有奇痒。病情易反复，可多年不愈，也可在成年后痊愈。因为瘙痒，婴儿会用手抓皮疹的部位，造成皮肤破溃甚至可致皮肤细菌感染而使病情进一步加重。通常遇热、遇湿都可加重湿疹表现。

（四）护理方法

1.饮食护理。提倡母乳喂养，因母乳是最低敏的蛋白之一。母乳喂养时，产妇应忌食辛辣刺激性食物、牛奶、鸡蛋、海鲜等。对于人工喂养的新生儿，出现湿疹后应考虑更换奶粉。为了保证新生儿的生长发育，除非找到导致或加重湿疹的食物，一般不必禁食奶类。

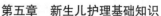

对食用鸡蛋过敏的患儿，若湿疹不严重，可以试着去掉鸡蛋清只吃蛋黄。一般情况不可随意禁止食用某些食物，以防发生新生儿营养不平衡。

2.皮肤护理。减少洗澡时间和次数，每周最多洗3次澡，时间不超过10分钟。洗澡水温不要太高，以36～38℃的温水沐浴为宜。禁用肥皂、过热的水清洗患处，因肥皂和热水可将皮肤表面的油脂洗掉，使皮肤更加干燥，还会刺激肌肤。禁止带患儿去游泳池或含盐分的水（海水）中游泳。保持患儿双手清洁，勤剪手指甲，避免搔抓而引起感染。给新生儿使用清洁、柔软的棉质、宽大透气、浅色衣服和被褥，避免衣被摩擦加重湿疹，同时注意避免让新生儿吹冷风和暴晒。

3.慎重用药。

（1）轻症仅有皮肤干燥损害时，可选择一些无刺激性的儿童润肤霜外用即可。

（2）用润肤保湿剂无法改善症状、皮损继续加重时，可选择弱效皮质激素软膏有选择地、间断性地外用。

（3）皮损面积大、渗出、糜烂、结厚痂的重症患儿可以用清热、解毒、收敛的中药液洗浴或湿敷使之干燥、去痂，再加用皮质激素、外用抗生素软膏，迅速缓解症状。

（4）皮损消失时即可停用皮质激素软膏，但润肤保湿剂的应用不应间断。坚持应用润肤保湿剂可改善皮肤屏障功能，减少皮质激素软膏的用量，减少复发。

（5）瘙痒严重到影响新生儿睡眠时，可遵医嘱给予口服抗组胺药物以改善睡眠。

4.湿疹急性期应暂缓预防接种。

（五）预防

1.避免接触花粉、尘螨、化纤等易致过敏的物品，衣着应以全棉为宜，宽大、柔软、清洁，尿布应勤换洗。

2.避免环境过湿、过热。

3.尽量母乳喂养，添加辅食时应由少到多，使新生儿慢慢适应，也便于观察是何种食物引起过敏。

4.婴幼儿应多食用清淡、易消化、含有丰富维生素和矿物质的食物，如菜汁、胡萝卜水、鲜果汁、西红柿汁、菜泥、果泥等，以调节生理功能，减轻皮肤过敏反应；应避免或减少进食鱼、虾或蟹等海味品和刺激性较强的食物。

5.适当多摄入植物油。新生儿身体内的必需脂肪酸含量通常较低，因此可在喂养中适当多用植物油，少吃动物油以免使湿疹加重，不利于治疗。

6.母亲饮食多选用清热利湿的食物，如绿豆、赤豆、苋菜、荠菜、马齿苋、冬瓜、黄瓜、莴笋等，少食鱼、虾、牛羊肉和刺激性食物。

九、鹅口疮

（一）病因

新生儿鹅口疮是由白色念珠菌引起的口腔黏膜感染。产道感染或乳头不洁、乳具污染为常见传染途径，菌群紊乱的患儿也可发病。

（二）症状

口腔黏膜覆盖着白色乳凝块样片状物，强行剥离后局部黏膜可有渗血。

（三）护理

患儿可用医用消毒棉签蘸2%碳酸氢钠溶液清洁口腔，涂1%甲紫或制霉菌素鱼肝油混悬溶液。棉签以不滴水为度，以免消毒液过多滴入小儿气管或误吞入食管引起刺激和中毒。

（四）预防

1.喂乳前产妇清洗消毒双手，温水清洁乳头。

2.勿用纱布擦拭新生儿口腔。

3.防止家庭成员中有皮肤癣病者直接接触新生儿及其用具，以免传染。

4.新生儿的奶具需煮沸10分钟消毒或微波炉微波杀菌后使用。

十、脓疱疮

（一）定义

脓疱疮俗称黄水疮，是由化脓球菌（尤其以金黄色葡萄球菌）感染引起的一种小儿最常见的化脓性、接触传染的皮肤病，尤其在早产儿或营养不良的新生儿中最多见。炎热潮湿季节发病率高，发病常见于出生后4～10天。

（二）病因

1.新生儿皮肤娇嫩易破损，防御功能不健全和对细菌抵抗能力弱是发病的重要因素。

2.新生儿皮肤皱褶的地方容易潮湿积垢，为细菌繁殖提供方便。

3.新生儿穿的衣服、衣领及纽扣过厚硬，会擦损皮肤；或用存放已久、未消毒的衣物、污染的尿布。

4.新生儿与鼻咽部携带有致病金黄色葡萄球菌的产妇、母婴护理人员接触。

（三）症状

常发生于手臂、下肢、尿布区及皮肤皱褶部位的脓疱，高出皮肤表面，周围微红。脓疱壁薄，极易破溃，破溃后露出红而湿润的疮面，并有脓疱液流出。脓疱液初期为清亮液，后期迅速变为黄色混浊液向周围蔓延并结痂。轻症者脓疱局限于小区域而不再发出新疮，无全身症状；重者新的脓疱疮不断出现，可有严重的中毒症状及体征，甚至并发败血症、脑膜炎。

（四）护理

1.每天沐浴后拭干皮肤，用75%酒精消毒脓疱疮周围皮肤，待干后用消毒的细针或无菌注射器将脓疱的下缘轻轻刺破，再用消毒棉签将脓疱液吸干，涂上2%新雷夫软膏，有收敛干燥和抑菌的作用，可防止感染面扩大。对脓疱周围的皮肤用75%酒精擦拭保持清洁，

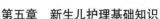

每天勤换衣物。如果脓疱疮较多，应去医院及时诊治。

2.及时采取消毒隔离措施。患儿的衣服、毛巾每天煮沸消毒不少于10分钟，置于阳光下暴晒；患儿枕席、床单应在日光下连续暴晒不少于6小时，每2个小时要翻一次面；被污染的玩具应用稀释的含氯消毒液（如0.5%的84溶液）浸泡消毒不少于30分钟，再用清水冲洗后晾干；患儿周围的家具应用稀释的含氯消毒液（如0.5%的含氯消毒溶液）擦拭，再用清水冲洗晾干。

3.轻症一般作局部治疗，如用无菌棉签滚动法搽涂莫匹罗星软膏。若损害范围广泛或全身症状较重者并伴有发热（脓疮可能导致小儿肾炎），可全身使用敏感抗生素和抗组胺药（如氯雷他定糖浆）等，治疗无效时及时到医院就诊。

（五）预防措施

1.不可给新生儿使用存放多年、没有经过清洁消毒处理的、较硬的旧衣服、床单做包被和尿布。新生儿应着宽松的新棉布内衣，不可裸身直接包裹在包被里，以避免皮肤与皮肤紧贴，造成局部潮湿而导致细菌侵入引发感染。

2.若新生儿娩出后体表胎脂过多过厚，应用棉球蘸液状石蜡将其轻轻擦去，特别是腋下、腹股沟等部位，以免脂类氧化成脂肪酸刺激皮肤。严禁强行擦除，以免损伤皮肤。

3.注意皮肤卫生，夏季应给婴儿勤洗澡、勤换内衣、剪指甲。沐浴时应注意清洁婴儿腋下、颈部、肘窝、腹股沟等皮肤皱褶处，沐浴后注意要用柔软、棉质、吸水性强、不掉毛絮的优质小毛巾或浴巾及时拭干。

4.天热时勿包裹过严、过紧，以免汗液多、潮湿而诱发脓疱疮，同时可避免新生儿闷热综合征。若发生痱子或瘙痒性皮肤病，应及时治疗，尽量避免细菌感染。

5.禁止与鼻咽部感染的母婴护理员、产妇直接接触。无法避免时，感染者应戴多层口罩，护理新生儿前及时将手清洁消毒，及时服用抗生素治疗。

学习小结

一、学习内容

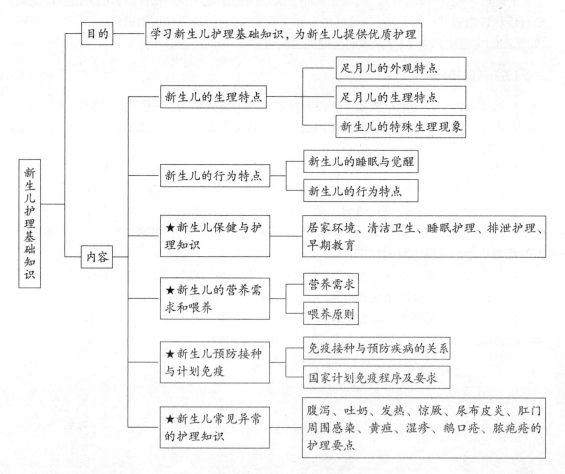

- 目的 —— 学习新生儿护理基础知识，为新生儿提供优质护理

- 新生儿护理基础知识
  - 内容
    - 新生儿的生理特点
      - 足月儿的外观特点
      - 足月儿的生理特点
      - 新生儿的特殊生理现象
    - 新生儿的行为特点
      - 新生儿的睡眠与觉醒
      - 新生儿的行为特点
    - ★新生儿保健与护理知识
      - 居家环境、清洁卫生、睡眠护理、排泄护理、早期教育
    - ★新生儿的营养需求和喂养
      - 营养需求
      - 喂养原则
    - ★新生儿预防接种与计划免疫
      - 免疫接种与预防疾病的关系
      - 国家计划免疫程序及要求
    - ★新生儿常见异常的护理知识
      - 腹泻、吐奶、发热、惊厥、尿布皮炎、肛门周围感染、黄疸、湿疹、鹅口疮、脓疱疮的护理要点

二、学习方法

1.本章重点介绍新生儿外观、生理特点及保健护理要点，通过系统的理论学习，母婴护理员学习如何对新生儿生理和行为进行初步评估，针对新生儿保健护理要点提供科学的护理服务，促进新生儿身体和智力的发展。

2.通过理论与实践结合，母婴护理员在掌握新生儿的营养需求和喂养原则的基础上，熟练地进行新生儿母乳喂养、混合喂养以及人工喂养操作；掌握新生儿预防接种与计划免疫相关知识，结合生活实践识别新生儿预防接种不良反应，学习轻度不良反应的初步处理以及重度不良反应的就诊程序。

3.通过对比和总结，母婴护理员对新生儿常见异常与正常症状进行鉴别，针对病因进行护理；与新生儿家长进行沟通，提供预防新生儿异常症状的健康指导。

复习思考题

1.新生儿在牙龈边缘和上颚中间两侧有黄白色、米粒大小颗粒，两侧脸颊部各有一突起的脂肪垫，可能是什么，是正常现象吗？这种情况需要特殊处理吗，可以用针挑破吗？

2.请简述如何对家属进行患儿添加辅食的指导（包括食物添加的原则）。

3.请陈述新生儿最佳的喂养方式，并向家长解释原因。

4.足月新生儿何时出现生理性黄疸，如何护理？

5.请简述新生儿溢奶的生理因素以及预防措施。

6.婴幼儿预防接种后常见的不良反应有哪些，如何处理？

（郑华）

第六章　新生儿护理方法

🎯 学习目的

- 能简述新生儿护理内容及方法。
- 能阐述新生儿基本救助原则。
- 能阐述新生儿早期教育的意义及方法。
- 能列举新生儿一般情况观察的方法。
- 能列举新生儿基本救助的方法。

📖 学习要点

- 新生儿一般情况的观察方法。
- 新生儿基本救助方法：呼吸和心搏骤停的基本救助、呛奶的基本救助、外伤出血的基本救助。

新生儿期，指胎儿娩出脐带结扎至出生后28天。此期在生长发育和疾病方面具有非常明显的特殊性，发病率高，死亡率也高。在此期间，小儿脱离母体转为独立生存，所处的内外环境发生根本性变化，而适应能力尚不完善，因此母婴护理员学会新生儿的护理方法尤其重要。本章重点介绍新生儿一般情况观察的方法、护理记录方法、基本救助方法、早期教育方法等内容，以期对母婴护理员提供指导和借鉴。

第一节　新生儿一般情况观察

新生儿时期是胎儿刚脱离母体，开始独立生活的最初时期，各器官、组织发育尚不成熟，对外界环境的适应能力较差，反应能力和抵抗力低下。因此，认真细致地观察和护理，及时发现病情，对提高生存率具有重要意义。

一、生命体征观察

生命体征是维持机体基本生命活动的支柱，主要包括体温、脉搏、呼吸和血压。

(一) 体温

新生儿的体表面积相对较大，皮下脂肪较薄，散热比成人快4倍。其口腔温度在37℃左右，直肠温度比口腔温度高0.5℃左右。新生儿的体温多测量肛温，使用测量工具有肛温温度计（肛表）、酒精棉球、石蜡。

测量方法：为保证测量准确，母婴护理员应先检查肛表是否完好，再将肛表的汞柱甩至35℃刻度以下，在汞柱前端涂上液状石蜡。将新生儿平卧，脱掉尿片（尿布），一只手固定新生儿双脚并抬高，另一手将涂有液状石蜡的肛表贮汞端轻插入肛门内（约1～2厘米）。约3分钟，取出肛表并观看结果。

当新生儿有腹泻时则不宜测量肛温，可选择测量耳温或背温。

(二) 脉搏

新生儿心率波动较大，在安静状态下平均脉搏为120～140次/分。哭闹、精神紧张、体力活动等可使脉搏增快；发热时体温每升高1℃，脉搏增加10～15次/分。此外，睡眠中新生儿的脉搏因呼吸影响可出现轻微的节律不齐，属正常现象。

测量方法：母婴护理员用食指、中指、无名指轻按在新生儿动脉上测量其每分钟脉搏次数。通常测量脉搏的部位在手腕的外侧（桡动脉），新生儿也可测颞动脉（在耳朵的前上方），压力大小以摸到脉搏跳动为准。

在测量新生儿脉搏时，要注意脉率（每分钟跳动的次数）、脉律（脉搏跳动是否有规律）及脉搏的强弱。测脉搏需在新生儿安静的情况下进行。不可用拇指诊脉，因为拇指上小动脉搏动较强，容易和新生儿的脉搏相混淆。若发现脉搏不齐时，需与心律做对照。

(三) 呼吸

新生儿呼吸浅快，频率为40～45次/分，呈腹式呼吸。

测量方法：测量呼吸应在安静状态下，新生儿哭闹、咳嗽等均可影响计数。母婴护理员可通过观察腹壁起伏来测量呼吸次数，一起一伏为一次呼吸，时间为1分钟。呼吸表浅者，可用一手轻抚腹部随呼吸而运动，计数1分钟。也可用棉花纤维放在鼻孔口，观察纤维的摆动次数。

(四) 血压

新生儿的心搏出量较少，血管口径相对较大，血压较低，平均为70/50毫米汞柱（9.3/6.7千帕）。

二、体重、身长观察

(一) 体重

体重为各器官、组织和体液的总重量，是反映新生儿生长发育的重要标志，是判断其营养状况、计算药量、补充液体的重要依据。新生儿出生时平均体重为3000克，正常范围

为2500～4000克。一般情况，新生儿的体重随日龄而增加。但是，在新生儿出生后2～3天，由于胎粪的排出、胎脂的吸收及丧失水分较多，加上初生时吸吮能力弱、吃奶少，可出现暂时性的体重下降，甚至比出生时的体重还低，临床上称"生理性体重下降"。到出生第3～4天，体重减轻可达出生体重的6%～9%。此后，随着新生儿进食量的增多，机体对外界环境的适应性逐步调整，体重会逐渐增加。

1.测量方法。

（1）母婴护理员洗净双手，向家长做好解释工作。

（2）关好门窗，室温保持在26～28℃。一般在新生儿洗澡前测体重。

（3）校对体重计，指针归零。

（4）脱去新生儿衣物及尿布，将其轻放在秤盘上，左手放于新生儿上方，以便保护其安全。读表，为新生儿穿好衣服，并做好记录。

2.注意事项。

（1）测量时动作应轻柔，注意保护新生儿的安全。

（2）注意观察体重的变化，发现异常，找出原因，及时报告医生。

（3）每次测量体重前必须先调节婴儿体重秤至零点后方可使用，以保证测得数值的准确性，并及时做好记录。

（4）若测得体重数值与前一次所测数值差异较大时，应重新进行测量。

（二）身长

身长指从头顶至足底的全身长度。新生儿出生时的平均身长为50厘米，男、女婴有0.2～0.5厘米的差别。

1.测量方法。脱去新生儿鞋、帽、袜，使其穿单衣仰卧于量床底板中线上，扶正头，头顶轻触头板，面朝上。一人测量时，测量者位于新生儿右侧，使其双膝伸直，移动足板触及足跟，读数并记录，精确到0.1厘米；两人测量时，一人用手固定好新生儿的膝关节、髋关节和头部，另一人用皮尺测量，从新生儿头顶的最高点至足部的最低点，测量出的数值即为身长，如图6-1所示。

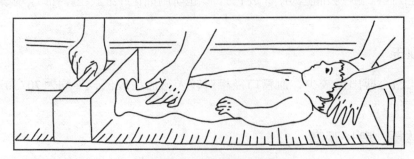

图6-1　身长的测量

2.注意事项。

（1）测量时动作应轻柔，注意保护新生儿的安全。

（2）新生儿仰卧时应使其双眼直视正上方，不可左右摇晃。

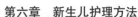

（3）卧位测量时，枕骨、两肩胛、臀部、足跟应紧贴测量板。

三、眼、耳、口、鼻及外阴观察

（一）眼

新生儿刚出生时没有视觉，眼睛时睁时闭。最初几天眼球运动没有目的，数天后开始注视灯光，强光刺激可引起闭眼。为婴儿清洗眼部时，母婴护理员需先将棉球在温水里蘸湿，再挤干水分，由内眼角向外眼角轻轻擦拭。不可让强光刺激到新生儿的眼睛，因其视觉系统还没有发育完全，对于强光的刺激尚不可进行保护性调节。

（二）耳

对于新生儿来讲，耳朵的日常护理是重要而必不可少的。

1.避免进水。给新生儿沐浴时需防止耳朵进水。母婴护理员可将其耳朵由后往前按住，使其贴紧耳孔，防止水进入。

2.不要随意掏耳朵。每天洗脸或沐浴时需清洗新生儿外耳，但不可随意掏耳朵，以免发生意外。

（三）口

新生儿的口水可以起到清洁口腔的作用。平时生活中可给新生儿多喂食温开水，这样可以起到冲洗口腔的作用，保证口腔的卫生。新生儿不需要刷牙、擦洗口腔，更不要挑去"马牙"。

（四）鼻

新生儿鼻黏膜柔软而富有血管，遇到轻微刺激容易充血、水肿。另外，鼻腔分泌物也是造成新生儿鼻腔堵塞的重要原因。新生儿鼻内分泌物要及时清理，以免结痂，可使用棉签或消毒棉球蘸温水后浅浅探入鼻孔，在鼻腔里轻轻旋转将分泌物带出，以清除污物，但不要伸入过深。

四、皮肤观察

刚出生的正常新生儿，皮肤比较红，一周后变成粉红色。如果这时的皮肤（尤其是口、指甲）颜色仍然很红，就要引起注意。因为颜色过红是血液里的红细胞过多引起的，应及时到医院就诊。

新生儿皮肤娇嫩，角化层较薄，缺乏弹性，防御外力的能力较差，当受到轻微的外力就会发生损伤，皮肤损伤后易发生感染。因此，需做好新生儿皮肤的观察与保护。

1.新生儿皮肤表面有一层薄薄的胎脂，可起暂时保温的作用，不必洗去，可自行吸收。

2.出生后3～5天，胎脂去净后，即可用温水洗澡，洗后应立即擦干皮肤。

3.不可在新生儿皮肤上涂抹油脂，以免堵塞毛孔皮脂腺，影响新生儿皮肤的排泄功能及散热功能。

4.新生儿的汗腺分泌旺盛,尤其在室温较高、保暖过度时,汗腺的分泌物可堆积在汗腺口,形成红色的小疹子,多见于面部、背部或胸部。要保持适宜的温度,避免过分保暖;及时调节室内温度,增减新生儿的衣物或盖被;经常擦洗,保持新生儿的皮肤清洁。

5.新生儿的内衣、被单、尿布等,均以细软的旧棉布制作为宜,禁用人造纤维及羊毛制品,以免引起皮肤过敏反应。

五、脐部观察

脐部护理是新生儿护理工作的重点。脐部是病原微生物入侵的特殊门户,若脐部处理不当,易引起局部感染和出血,严重者可导致新生儿败血症的发生,危及新生儿的生命。

(一) 新生儿的脐部护理

1.第一阶段。脐带未脱落之前的护理。

(1)母婴护理员在进行操作前应洗净双手,避免细菌感染脐部。

(2)在新生儿沐浴时,应避免让脐带沾水。

(3)脐带及其周围皮肤需保持清洁干燥,在使用尿布时,不可盖到脐部,避免尿液或粪便沾污脐部创面。

(4)母婴护理员应每天用75%的酒精棉签擦拭新生儿脐部两遍,早晚各一次,按从脐带基底部向脐带周围皮肤的顺序擦拭。

2.第二阶段。脐带脱落之后的护理。

(1)刚出生的新生儿,脐窝里经常有分泌物,分泌物干燥后会使脐窝和脐带的根部发生粘连,不易清洁。所以,要彻底清洁脐窝,每天清洁脐部。

(2)保持脐部清洁干燥,以免发生感染。

(3)避免纸尿裤或衣服摩擦脐带残端。

(二) 注意事项

1.脐带不脱落。一般情况下,脐带会慢慢变黑、变硬,1～2周脱落。如果脐带2周后仍未脱落,要仔细观察脐带的情况,如无红肿、化脓、脐窝分泌物,可先不必处理,用酒精擦拭脐窝,使脐带残端保持干燥,以加速脐带残端脱落和脐部愈合。

2.脐带有分泌物。愈合中的脐带残端经常会渗出清亮的或淡黄色黏稠的液体,这属于正常现象。脐带自然脱落后,脐窝会有些潮湿,并有少许米汤样液体渗出,这是由于脐带脱落的表面还没有完全长好,肉芽组织里的液体渗出所致。可用75%的酒精棉签轻轻擦干净,一般每天1～2次,2～3天后脐窝就会干燥。如果脐部渗出脓液或渗出液有恶臭味,说明脐部可能感染,需立即到医院就诊。

3.脐带发红。脐带残端一经脱落,即形成肚脐。在脐带残端脱落的过程中,肚脐周围常常会出现轻微的发红,这是脐带残端脱落过程中的正常现象,不用担心。但是,若肚脐和周围皮肤异常发红,且皮肤有发热感,可能是肚脐发生感染,需及时到医院就诊。

六、大小便观察

(一) 大便

大多数新生儿出生后12小时开始排出粪便，即胎便。出生后第一天排出的是胎便，颜色通常是深绿色、棕黑色，呈黏糊状，无臭味；接下来几天，粪便颜色逐渐变淡，一般在3～4天内胎便排尽，新生儿粪便转为黄色。若新生儿出生24小时后不见胎便排出，应立即到医院就诊，检查确定是否有消化道先天异常。

(二) 小便

多数新生儿出生后第一天开始排尿，此时尿量较少，次数不多，尿液颜色较深，一般呈黄色。随着哺乳开始，新生儿摄入的水分逐渐增加，小便总量逐天增加，小便次数也逐渐增多，至出生后一周小便次数可增加到每天10～20次，小便颜色也慢慢变淡。少数新生儿出生后排出的小便略带砖红色，这是由于尿酸盐沉积所致，属正常现象，一般不必特殊处理，只需增加喂奶量，即可逐渐消失。

七、啼哭观察

新生儿不能用语言表达其感受，哭声就是其语言。新生儿常用不同的哭声来表达其要求或病变现象。

1. 新生儿娩出后，第一声啼哭声是洪亮的，以后的哭声应响亮、均匀而婉转。

2. 饥饿时的哭声由轻而渐渐增大，具有时间性，吃饱后即安静入眠。

3. 腹痛时的哭声呈阵发性，哭声尖锐，同时可观察到患儿腹部膨隆，啼哭时下肢向腹部屈曲，大便往往有白色颗粒。此时，若将其直抱在胸前并轻拍其背部，同时结合解痉、止痛药、肛管排气等措施，哭声便可迅速停止而安静下来。

4. 若新生儿突然出现大声啼哭，可能是由于受到某种刺激，如锐器刺痛或昆虫叮咬等，当解除其原因后，哭声即可停止。

5. 手术分娩的新生儿出现啼哭并有拒乳时，应观察其口腔黏膜有无溃疡及喉头有无红肿或擦伤。如果因羊水或乳汁呛入呼吸道，新生儿会发出伴随呛咳的哭声，有时哭不出声，但出现面色青紫、头向后仰，此时应将患儿头偏向一侧，立即吸出其口腔及呼吸道分泌物。若经处理后仍无好转，需立即送医院就诊。

八、反射观察

新生儿出生时即具有一些原始反射，如觅食、吸吮、吞咽、握持、拥抱等反射，还具有对寒冷、疼痛及强光刺激的反应。随着年龄的增长，某些原始（暂时性）反射，如吸吮、拥抱、握持等反射应于3～4个月时自然消失。若这些反射在数月后仍不消失，常提示有神经系统疾病。

新生儿肌腱反射较弱，提睾反射、腹壁反射也不易引出，至1岁时才稳定。出生后3～4个月前的婴儿肌张力较高，凯尔尼格征可呈阳性。2岁以下小儿巴宾斯基征阳性亦可认为生理现象。

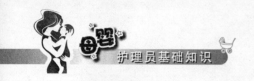

巴宾斯基反射与凯尔尼格征测量方法

巴宾斯基反射（Babinski reflex）：用火柴棍或大头针等物的钝端，由脚跟向前轻划新生儿足底外侧缘时，拇指会缓缓地上跷，其余各趾呈扇形张开，然后再蜷曲起来。

凯尔尼格征（Kernig sign）：人体去枕仰卧，一腿伸直，医务人员将另一腿先屈髋成直角，然后抬小腿伸直其膝部，正常人膝关节可伸达135°以上。如果小于135°时出现抵抗，并伴有疼痛及屈肌痉挛时为阳性。以同样方法再检查另一侧。

第二节　新生儿护理记录方法

新生儿是一个特殊的群体，他们的护理工作主要通过母婴护理员来进行，密切观察并及时记录是新生儿护理工作非常重要的内容。护理记录的主要内容包括新生儿的出生情况、有无窒息及畸形、喂养方式、生命体征的测量及身体全面检查，从而系统地观察新生儿的生长发育和营养状况，以指导产妇正确喂养新生儿，加强日常护理，按时预防接种，预防常见病的发生，及早发现异常，指导及时就诊，保证新生儿顺利成长。医护人员也会定期进行家庭访视，指导其工作。护理记录的内容有：体温、心率、呼吸、黄疸、面色、哭声等。新生儿护理记录单见表6-1。

表6-1　新生儿护理记录单

项目		日期时间							
体温/℃									
心率/次/分									
呼吸/次/分									
黄疸（微摩尔/升）									
面色	①红润；②黄染；③微黄								
	①苍黄；②青紫；③苍白								
哭声	①响亮；②少哭；③呻吟；④不畅								
反应	①好；②差								
呼吸	①规则；②浅促；③表浅；④三凹征								

续表

项目		日期时间					
饮食	①禁食；②糖水；③配方乳						
	吸吮：①有力；②缓慢；③无耐力；④拒乳						
皮肤	①完好；②黄染；③糜烂；④皮疹⑤干皱；⑥脱皮；⑦水肿；⑧皮损						
臀部	①完好；②潮红；③皮疹；④皮损						
脐部	①干燥；②渗血；③渗液；④脱落						
入量	名称						
	量/毫升						
出量	名称						
	量/毫升						
总出入量	入量/毫升						
	出量/毫升						

知识链接

新生儿访视

正常新生儿生后一个月内接受访视次数为4次。

1.初访。一般在生后第3天进行，主要任务是了解新生儿的生活环境；询问新生儿的一般情况；观察新生儿的精神、面色、哭声等，并进行全面体格检查。

2.周访。一般在生后第7天进行，了解体重变化；观察脐带及脐周，以及有无黄疸；对一些特殊的生理状态给予正确指导；对喂养及保健中存在的问题给予指导。

3.半月访。一般在生后第14天进行，了解哺乳情况；称量体重，了解增长情况等。

4.满月访。一般在生后第28天进行，对新生儿进行全面的检查，综合评价新生儿健康状况。

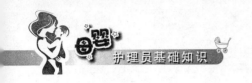

第三节　新生儿基本救助方法

一、基本救助原则

1.观察全身情况，询问事故发生原因，并及时使用掌握的急救技能进行现场处理。

2.及时通知家长、不隐瞒情况。

3.救助成功后，尽早送就近医院检查治疗。

二、基本救助方法

（一）呼吸、心搏骤停的基本救助

1.救助原则。对呼吸、心搏骤停的新生儿进行心肺复苏，复苏成功后，迅速转送患儿去医院进行进一步的生命支持。

2.心肺复苏的意义。心肺复苏是用人工的方法对呼吸、心搏骤停的患儿进行抢救的技术，帮助患儿重新建立呼吸和循环，尽快恢复气体交换和全身供氧供血。

3.救助方法。拨打"120"急救电话，同时将患儿仰卧于硬板床上，两臂放于身体两侧。

（1）呼叫、判断。①判断意识：呼喊并轻拍或轻摇患儿，如无反应，说明患儿无意识；②判断呼吸：母婴护理员将耳朵贴近新生儿口鼻部，听呼吸音或感受有无气流，双眼观察患儿腹部有无起伏；③判断脉搏：触摸颈动脉，时间不少于10秒钟，如摸不到，说明患儿心跳停止。

（2）清理气道。先观察患儿口鼻腔内是否有分泌物、呕吐物或异物。若有，应立即用手将其清理掉。

（3）开放气道。采用仰面抬颏法（图6-2），即救护员一手掌压住患儿前额，使头后仰，另一手将食指、中指放在其下颌角，抬高下颏，打开气道。

（4）人工呼吸。可采用口对口、鼻进行人工呼吸。母婴护理员深吸一口气，用口将患儿口、鼻包住，缓慢均匀地吹气，以患儿胸廓上抬为宜。

（5）人工循环。新生儿胸外心脏按压可采用双指按压（图6-3），即救护员一手托住患儿背部，另一手食指、中指放于患儿两乳头连线的中点下一横指处进行按压，或两手掌及四手指托住患儿背部，双手拇指进行按压，如图6-4所示。

胸外按压和人工呼吸的比例应为3∶1，即90次/分按压和30次/分呼吸，达到每分钟约120个动作。每个动作约1/2秒，2秒内3次胸外按压加1次人工呼吸。

（6）观察并送医院进一步救治。在心肺复苏的同时密切观察新生儿呼吸、心跳是否恢复，并送医院进一步救治。

4.注意事项。

（1）对呼吸、心搏骤停的新生儿进行心肺复苏，应争分夺秒地进行，以免出现不可逆的损害。

（2）胸外心脏按压部位要正确，手法要平稳、有规律，不可用力过猛，以免造成其他部位损伤。

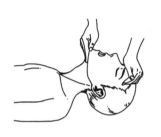 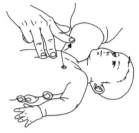 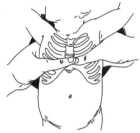

　　图6-2　仰面抬颏法　　　　图6-3　双指按压　　　　图6-4　双手拇指按压

（二）呛奶的基本救助

新生儿喂完奶后，常常会出现吐奶现象，那是由于在吸奶时连带吸入了空气，在喂完奶后吐出空气时将奶带出。

1.救助原则。及时清除呼吸道内的奶液，保持呼吸道通畅。

2.救助方法。

（1）体位引流：①若呛奶程度较轻（有咳嗽，但是没有面色发紫的表现），可将新生儿脸侧向一边，轻拍其后背；②若新生儿呛奶的程度较重（有面色发紫的表现），应让其俯卧在大人腿上，上身前倾45°～60°，并用力拍打背部，利于将气管内的奶引流出来，如图6-5所示。

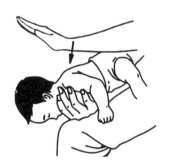 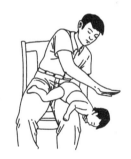

图6-5　新生儿体位引流

（2）清除口腔的异物：手指缠纱布（紧急情况可用手帕、湿纸巾等）伸入新生儿口腔，将其中的奶汁清除，避免吸气时再次将奶汁吸入气管。

（3）观察哭声和面色：若新生儿没有哭声且面色发紫，提示其情况非常危险，在拨打"120"求救的同时，应立即给新生儿做初步的心肺复苏。

（三）外伤出血的基本救助

1.表浅的划伤和擦伤。母婴护理员应先立即清洗其伤口，然后涂抗菌软膏，再贴上创

可贴或扎上绷带。

2.出血较多或伤口较深。

（1）可用无菌绷带或干净的衣服压迫伤口。

（2）若伤口在腿上或手上，要抬起受伤肢体，使伤口高于心脏（注意：如果怀疑伤口处有骨折，不要移动伤处）。

（3）经过3～4分钟的直接压迫后，检查血是否止住；若血没有止住，应继续压迫伤口（若血渗透了绷带或衣物，不可将绷带去除，可在上面再加绷带）；若直接压迫5分钟后仍未止血，需尽快送就近医院进行救治，同时仍要继续压迫伤口。

（4）一旦血止住，应轻轻地清洗伤口，涂上抗菌软膏，以防感染，然后用无菌绷带包扎伤口；若出血不止，应采取指压动脉止血法，即压迫供应出血区域组织的动脉达到止血目的。此方法适用于头部和四肢某些部位的大出血。

第四节　新生儿的早期教育方法

自从1961年Frantz首创"视觉偏爱"法研究婴儿能力以来，沉寂了几乎半个多世纪的婴儿心理研究现已成为世界性的前沿领域。研究发现，每一个正常的新生儿都蕴藏着与生俱来的身心潜能。开发新生儿潜能的教育，应当是新生命诞生时就开始的教育，是能把握成长关键期的教育，是构建新生儿神经网络、开发大脑潜能的教育，是把儿童成长规律与未来社会可预见的需求融为一体的教育，是适宜于不同儿童的个性化教育，是全面和谐的教育。从根本上来说，是使儿童拥有幸福完整人生的奠基工程。

一、新生儿早期教育的意义

人的智力或心理是遗传与环境交互作用的结果，早期教育能促进新生儿大脑的发育。有针对性的指导和培养，可为孩子多元智能和健康人格的培养打下良好的基础，开发儿童的潜能，促进儿童在语言、智力、艺术、情感、人格和社会性等方面的全面发展。

二、新生儿早期教育的内容及原则

对新生儿进行早期教育，这对今后孩子的成长是非常有益的。

（一）家庭早教环境的创设和玩具选择

1.设定固定的、不同功能的活动区域。比如固定的进餐、睡眠、盥洗生活区域，将广阔的运动场地设置为居住区花园或附近公园，利用家里的楼梯或台阶练习上下楼梯，利用家里空地铺上毯子或席子练习爬行、翻滚、扶物站立。

2.活动区域应设置固定标志物，以利于婴儿养成在特定区域从事特定活动。比如盥洗室挂一个装有戏水玩具的网兜，婴儿马上明白此处是戏水的地方；阅读物可以放在纸盒内，玩具放于玩具箱内。

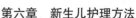

3.活动区域的设置应注意安全。婴儿床旁设70厘米护栏，勿放过硬玩具；可在婴儿手能触及处放颜色鲜艳的皮球，便于婴儿学会控制皮球。

4.活动区域的设置应方便清洁、分类整理。玩具不能堆放或全部呈现给婴儿，否则容易导致婴儿注意力分散。应该根据婴儿的发展，提供有限的、合理的玩具用品，并过一段时间后进行调换，以利于婴儿建立秩序感。

5.除了人际交往时的公共区域，婴儿也需要可独处的区域，以便独立思考、独立活动。

6.选择多种活动，发展婴儿多方面能力。比如婴儿为满足情感、发展自我，可和婴儿玩过家家，看妈妈照片让其感到和妈妈离得不远，以及将看书阅读、玩积木、美工等活动和智力学习结合在一起。婴儿更喜欢将日常物品当作玩具，可将大大小小的纸盒给婴儿，既可让其认物品，又可让其认识内外、大小、有无，还可做成小车让其拖拉。

(二) 动作的训练

1.大运动练习。新生儿在睡眠好、吃得较好、情绪较饱满的状态下可进行较激烈、活动量较大的游戏，如翻滚、跑跳、捉迷藏。若在新生儿感觉疲倦、身体不适或情绪不佳时进行这些游戏，只会让其害怕、紧张、厌烦，此时宜选择使新生儿感到平静和舒适的游戏，如拍手，还可在运动侧肢体系上铃铛，诱使其主动活动系铃侧肢体。

2.精细运动练习。

（1）手掌握力的收放。

（2）手指的运用，尤其是大拇指，几乎参与手的所有运动，如拾球、拿杯子、拾取较小的物品等。

（3）精细运动活动设计选择：注意设计各种动作的全面训练，使手部所有肌肉都得到锻炼，并注重左右手尤其是左手练习，实现动手与动口、动手与动脑、做与玩的结合。

（4）不同年龄的游戏活动：1岁露出小手触碰物体，提高手眼协调，促进触觉发展；1.5岁手指指物，促进手脑结合；2～3岁，分拆物体，玩泥沙，生活自理。

（5）手的日常生活练习。婴儿日常生活中的手部练习见表6-2。

表6-2　婴儿日常生活中的手部练习

适宜年龄	练习要点	注意要点
4周内	常抚摸婴儿手掌，让其抓大人手指	接触前洗净自己的手
12周内	提供小、软玩具，使婴儿抓捏，把色彩鲜艳的彩带、塑料小动物挂在婴儿小手能触及的地方，让婴幼儿从不同侧面去抓捏	玩具务必清洁。每周移动挂在婴儿面前玩具的位置
18周内	手心放一些玩具或床前悬挂一些玩具，便于婴儿伸手抓握	提供适合婴儿手大小的玩具
24周内	把一个球慢慢滚向婴儿，鼓励他两只手接球；准备一些玩具，把玩具挨个递给婴儿一只手，然后让他用空着的一只手把刚接到的东西拿过来	帮助婴儿用大拇指把东西往手掌里推

适宜年龄	练习要点	注意要点
30周内	递给婴儿一个会发出响声的玩具，鼓励婴儿自己拿	给予会活动的玩具
36周内	婴儿用手拿着小片面包、饼干吃	注意安全
12个月以内	用松的橡皮筋把玩具固定在某个地方，让他容易随手扔出去	选择不易损坏的玩具

(三) 感知觉、言语的训练

1.味觉。新生儿的味觉已经发育良好，尝到各种味道都能准确辨别出来，能以五官动作表达他对各种味道的情绪反应，如伸舌、挤眉弄眼等小动作。

2.视觉。新生儿具有注视与两眼固视能力，会注视抱他的人，但不会长久注视。他的双眼运动不很协调，有短暂性的斜视，见了光亮会眨眼、闭眼和皱眉，可拿一个色彩鲜艳的玩具慢慢摆动，训练孩子的眼球固定与协调。

3.听觉。听觉发育期是在幼儿阶段，不过胎儿时期听觉已经初步形成，当听到声音时会安静下来，停止啼哭，所以这时放一些轻松愉快的乐曲，用音乐进行早教，可培养其美感。

4.睡眠。新生儿每天要睡16个小时左右。随着他的成长，睡眠时间会逐渐减少。新生儿的睡眠习惯不同于成人，夜晚常常精力充沛，不肯入睡，父母此时不应急躁，需慢慢替其调整。尽量使新生儿在下午保持清醒状态，到晚上7点钟左右再做睡觉准备，使其养成良好的睡眠习惯。

5.交流。产妇在哺乳中要经常和新生儿面对面交谈，以发展其应答反应能力和记忆力。

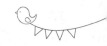

学习小结

一、学习内容

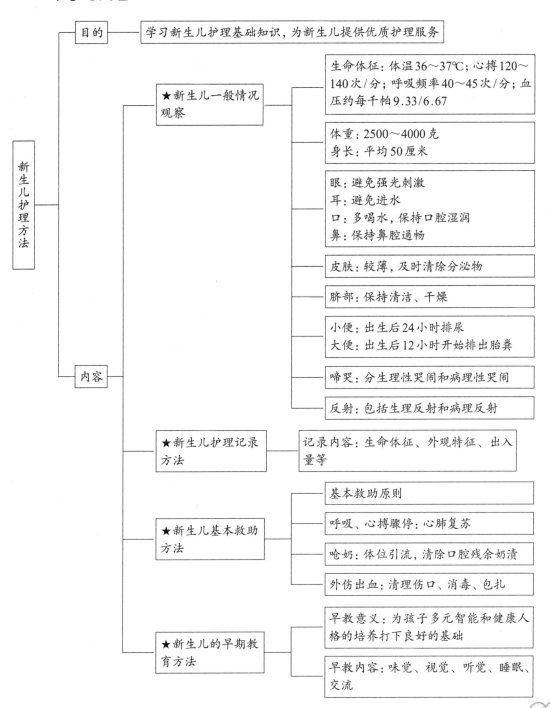

新生儿护理方法
- 目的 —— 学习新生儿护理基础知识，为新生儿提供优质护理服务
- 内容
  - ★新生儿一般情况观察
    - 生命体征：体温36～37℃；心搏120～140次/分；呼吸频率40～45次/分；血压约每千帕9.33/6.67
    - 体重：2500～4000克
      身长：平均50厘米
    - 眼：避免强光刺激
      耳：避免进水
      口：多喝水，保持口腔湿润
      鼻：保持鼻腔通畅
    - 皮肤：较薄，及时清除分泌物
    - 脐部：保持清洁、干燥
    - 小便：出生后24小时排尿
      大便：出生后12小时开始排出胎粪
    - 啼哭：分生理性哭闹和病理性哭闹
    - 反射：包括生理反射和病理反射
  - ★新生儿护理记录方法
    - 记录内容：生命体征、外观特征、出入量等
  - ★新生儿基本救助方法
    - 基本救助原则
    - 呼吸、心搏骤停：心肺复苏
    - 呛奶：体位引流，清除口腔残余奶渍
    - 外伤出血：清理伤口、消毒、包扎
  - ★新生儿的早期教育方法
    - 早教意义：为孩子多元智能和健康人格的培养打下良好的基础
    - 早教内容：味觉、视觉、听觉、睡眠、交流

二、学习方法

　　本章重点介绍新生儿护理方法，主要包括新生儿一般情况的观察、新生儿护理记录方法、新生儿基本救助方法和新生儿的早期教育方法。采用理论学习、实践操作、情景模拟等学习方法，加强母婴护理员对一般情况的观察，充分练习各种基本救助方法和早期教育方法。

复习思考题

　　1.列举新生儿一般情况的观察方法。
　　2.简述新生儿呼吸、心搏骤停的基本救助方法。
　　3.列举新生儿呛奶的基本救助方法。
　　4.简述新生儿外伤出血的基本救助方法。

（袁芬）

第七章　安全卫生、环境保护知识

学习目的

- 能列举母婴安全防护的基本要求。
- 能简述母婴安全防护的相关知识、母婴卫生防护的基本知识、母婴居室整理及消毒隔离的相关知识。
- 能了解母婴环境保护相关知识。

学习要点

- 母婴安全防护知识、母婴卫生防护知识、母婴生活环境设计原则。
- 居住环节的注意事项、母婴居室整理及消毒隔离的相关知识。

　　母婴护理员不仅要熟悉和掌握产妇及新生儿的生理、心理特点及护理要点，还要有良好的技术水平，为产妇及新生儿提供高质量的母婴护理服务。同时，在服务过程中还需掌握与母婴护理服务相关的安全防护知识，确保产妇及新生儿在食品、居所、环境等各方面的安全保障。此外，掌握相关的安全、环境保护知识，也使母婴护理员在提供母婴护理服务时能确保自身安全。本章重点介绍母婴护理员安全防护基本规范、母婴安全防护相关知识、母婴卫生防护知识、母婴环境保护知识、母婴居室整理及消毒隔离知识等内容，为母婴护理员在工作中提供指导和借鉴依据。

第一节　母婴护理员安全防护基本规范

　　母婴护理员的安全防护主要包括其执业上岗的安全规范和在家庭中服务时常见的安全防范两个部分。

一、执业安全规范

　　1.母婴护理员上岗前须取得相应的职业资格证书，并经过母婴护理专门培训。母婴护理员必须每年进行健康体检。新上岗的母婴护理员上岗前必须进行健康体检，取得健康证

明后方可上岗。凡患有痢疾、伤寒、病毒性肝炎（包括病原携带者）、活动型结核、化脓性或渗出性皮肤病以及其他呼吸道和消化道传染病的不得上岗。

2.母婴护理服务机构应在母婴护理员上岗前核实其提供的身份证明（主要为身份证、户口本）、职业资格证、健康证等相关证件。

3.母婴护理服务机构应在客户提出服务需求时安排客户与母婴护理员会面，在三方都没有异议的情况下签订服务协议。

二、家庭安全防护规范

（一）家庭防火原则

1.在家庭生活中应注意用电安全，正确使用家电。

2.正确使用和定期检查燃气，防止燃气泄漏。

3.正确处理家中及周围环境中的易燃易爆物品，保持通道畅通。

（二）家庭防盗原则

1.母婴护理员在入户服务过程中，出门时应将客户家的钥匙随身携带，不可乱扔乱放。若钥匙丢失，应及时报告客户，更换门锁。

2.母婴护理员外出前应将客户家的门窗关好，检查门锁是否锁好。独自在家时，如有客户未交代的访客，应礼貌拒绝，并记录联系方式通知客户。客户家无人时，不宜让自己的朋友随意进入客户家，以防出现意外。

3.在家时不要敞开大门。当听到敲门声或门铃响时，应先通过门镜向外观察情况，如有必要，可扣上门链后再开门。

4.外出回来路上，尤其在夜间，应提高警惕并注意避开偏僻路段，遇紧急情况要及时呼救或报警。

第二节　母婴安全防护相关知识

在产褥期，由于产妇的各个器官、系统都在逐步恢复阶段，同时又需承担起母亲的角色，因此会存在一定的心理变化和调适过程。如果没有及时发现产妇的调适障碍或婴儿喂养过程中发生的意外，有可能造成严重的母婴安全问题。因此，作为母婴护理员应该熟悉产褥期母婴安全相关知识，并能够针对不同的异常情况予以正确处理，以保障母婴的健康。

一、预防产妇暴力行为

妊娠和分娩对于女性及其家庭来说是一项重大的改变。妊娠及分娩可使女性的内分泌出现变化，如孕期女性体内的前列腺素水平逐渐上升，至分娩时下降，分娩时可能引起自主神经功能紊乱，使产妇普遍出现情绪波动的情况。因此，除关注妊娠和分娩所带来的躯体变化外, 对孕产妇的心理变化也应予以足够的重视。

(一) 产妇心理变化与识别产后抑郁

产妇在产后的心理、行为及态度变化大致可分为三个阶段, 分别是依赖期、依赖－独立期、独立期。

据研究统计显示, 约有50%～70%的初产妇在产后存在情绪低落、遇事焦虑、烦躁、悲伤、失眠或对新生儿过于担心等情况, 这种情况通常持续1周左右, 而后多数女性逐渐恢复正常。其中也有约10%的产妇可能会出现强烈的情绪波动, 出现短则6个月左右, 长可达2年左右的持续性紧张、疑虑、内疚、恐惧甚至绝望、离家出走、伤害孩子或自杀等产后抑郁症行为。这可能与产妇婚姻、生活压力、经济条件变化或者分娩过程中的创伤等因素有关。产后抑郁症容易造成母亲和婴儿之间情感交流障碍, 可能增加婴儿长大后多动症的发病率。因此, 应注意识别产后抑郁症的产妇对待婴儿时可能出现的反应, 包括不愿抱婴儿, 不能给婴儿正常哺乳, 对婴儿的各种行为反应表现出冷漠、厌恶或害怕等表现。

(二) 预防产妇心理问题及暴力行为

1. 不同心理变化阶段的护理。

(1) 依赖期: 丈夫及家人在做好对新生儿照护的同时要关心照顾好产妇的生活起居, 多和产妇聊天, 使产妇感到家人的关心和爱护。

(2) 依赖－独立期: 当产妇出现情绪低落、哭泣、冷漠等情况时, 应辅助和指导产妇进行对新生儿的照护, 并和产妇聊聊心里话, 了解她的压力所在, 给予正确的开导。

(3) 独立期: 丈夫要能够理解产妇, 并双方解决好各自所扮演角色的矛盾。家人要给予产妇理解和关爱, 促进新家庭的和谐。

2. 食疗。可以在饮食方面多增加一些粗粮、核桃、花生、大豆、新鲜绿叶蔬菜、海产品、动物肝脏等食物, 以增加产妇体内的B族维生素, 铁、镁等矿物质, 缓解紧张、抑郁的情绪。

3. 指导心理暗示。让产妇取舒适体位, 做均匀舒缓的腹式呼吸, 将注意力集中于自己的呼吸节奏或心跳上, 想一些能使自己平静、快乐的事情, 使心绪逐渐平静。

4. 促进母乳喂养。国外研究发现, 母乳喂养能有效抑制引起产妇精神、神经紧张的某些激素的释放, 使产妇的情绪稳定, 因此在无特殊情况下应鼓励和协助产妇进行母乳喂养。

5. 专业人员干预。如果产妇产后情绪波动严重, 出现产后抑郁症倾向时应及时就医, 请专业人员进行干预。

二、预防新生儿呛奶

新生儿和婴儿的食管呈漏斗状, 胃呈水平位, 弹力组织和肌层尚不发达, 尤其是食管下段贲门括约肌发育还不完善, 控制力差, 而幽门括约肌发育良好, 因此容易造成胃内容物反流, 引起溢奶和吐奶。若吐奶时咽喉部会厌未及时关闭保护气管口, 则可导致残留于口腔中的奶汁误吸入气管。新生儿无法将吸入呼吸道的奶咳出, 即可引起呼吸道阻塞, 发生严重的呼吸困难。

(一) 呛奶的表现及危害

发生呛奶的新生儿可有全身抽动、皮肤青紫、口腔有奶液流出、哭不出声、呼吸不规律等表现。由于新生儿大脑细胞耐受缺氧的能力极差,因此如不及时抢救易造成新生儿猝死。

(二) 呛奶的预防

1. 合适的喂奶时机。不要在新生儿及婴儿哭闹不安或玩闹时喂奶;不要等到新生儿及婴儿饿极了再喂奶,以免吞咽过急而引起呛奶;不要在吃饱时再勉强喂奶。

2. 合适的喂奶姿势。母乳喂养的新生儿及婴儿应呈斜位躺于母亲怀中(上半身成30°～45°倾斜),尽量避免平卧在床上喂奶。人工喂养时奶瓶底应高于奶嘴,避免吸入过量空气。

3. 合理调节喂奶速度。如果母亲奶水过多过量时,可指导母亲用手指轻压乳晕部分以控制奶水的流出速度。人工喂奶时采用的奶嘴奶孔不宜过大,选择标准为将奶瓶倒置时,奶水从奶孔中呈滴流出而不是呈线状流出。

4. 加强观察。喂奶时和喂奶后注意观察婴儿的面色、表情和呼吸情况。喂养时避免母亲的乳房阻碍新生儿及婴儿的呼吸,如发现婴儿嘴角有奶水溢出或口鼻周围发青,应立即停止喂奶。对于曾发生过呛咳的新生儿和婴儿及早产儿应予以特别关注。

5. 排出胃内空气。喂奶后将婴儿竖直抱起靠在肩头,轻拍婴儿背部使其胃内气体排出,最好听到打嗝后再将婴儿放于床上,且一般宜取右侧卧位,床头抬高15°左右,侧卧30分钟后再改为平卧。

三、预防新生儿窒息

新生儿窒息是指婴儿出生后不能建立正常的自主呼吸或呼吸抑制而导致低氧血症、高碳酸血症、代谢性酸中毒及全身多脏器损伤,是引起新生儿死亡和儿童伤残的重要因素之一。造成新生儿窒息的因素有很多,孕妇因素、胎盘因素、脐带因素、胎儿个体因素及分娩过程中意外等都可造成新生儿窒息的发生。

(一) 新生儿窒息的表现及危害

新生儿发生窒息时通常表现为自主呼吸不规律或消失,皮肤颜色青紫、苍白,肢体抽搐继而逐渐瘫软。窒息所带来的危害主要是会损伤新生儿的大脑,其次是对心肌细胞、肝脏及肾上腺等重要脏器的损伤。由于缺氧,导致细胞代谢障碍、结构和功能异常甚至死亡,继而导致血管通透性增加,引起脑、心、肝、肾等多个重要脏器出血。长时间严重缺氧,会导致新生儿死亡,幸存者也通常会留下诸如脑瘫等严重的后遗症。

(二) 新生儿窒息的预防

1. 定期做产前检查。临产前监测胎儿宫内情况,如发现胎心持续变慢或不正常加速应予以重视,及早发现胎儿窘迫并积极配合专业人员做好预防措施。

2. 不要让产妇躺着喂奶及与新生儿同盖一床被子,以防产妇由于疲劳睡着时肢体或乳房压住新生儿口鼻而造成窒息。

3.预防新生儿呛奶，一旦发生呛奶应积极处理。

四、预防新生儿烫伤

在新生儿的日常护理中，烫伤是常见的意外伤害之一。烫伤不仅会导致新生儿躯体损伤，随着孩子的成长还可能带来心理上的伤害。烫伤常由于喂奶、洗澡、保暖措施不当而引起。因此，针对新生儿的各项操作都应该仔细谨慎进行，避免意外事故的发生。

（一）新生儿日常护理中常用的温度及注意事项

1.沐浴。适宜新生儿沐浴的室温为26～28℃，水温应控制在38～42℃。水温的测量应使用专门的水温计，或者使用手腕内侧皮肤试水温，以不感觉烫为宜。应在试完水温后再将婴儿放入沐浴盆中，中途加热水应先将婴儿抱出，待调节好水温后再继续沐浴。淋浴应在沐浴过程中随时了解和控制水温。

2.人工喂养。奶粉冲调温度且在40～60℃，应避免过烫。过烫一则破坏了奶粉中的营养成分，二则会造成婴儿口唇烫伤。喂奶前试滴奶液于手腕内侧，避免奶液过烫或过凉，同时应避免热水瓶、热水杯等离婴儿过近导致意外发生。

3.保暖。使用热水袋进行保暖应控制水温在50℃。避免热水袋直接接触婴儿皮肤，应在热水袋表面包裹一层毛巾，并将塞子拧紧放在包被外层，并定期检查热水袋使用情况。

（二）烫伤分级

1.Ⅰ度烫伤。Ⅰ度烫伤后皮肤会出现红肿、灼热疼痛感，康复后一般不留疤痕，肤色恢复如初。

2.Ⅱ度烫伤。Ⅱ度烫伤达到真皮层，烫伤区域皮肤出现水疱、红肿，创面渗液，有剧痛感，康复后留有疤痕，皮肤不能恢复正常颜色。

3.Ⅲ度烫伤。烫伤达皮肤全层，烫伤区域皮肤出现焦炭色，细胞坏死，故无疼痛感，须通过植皮手术才能愈合，愈后需进行瘢痕修复。

（三）烫伤紧急处理

1.冷疗法。当烧烫伤面积不大时，可及时冷敷或流动冷水冲洗，防止热力继续作用于创面使其加深，直至不疼、不红、不起泡。

2.保护创面。如果皮肤已起水疱，不可弄破水疱，也不要涂抹一些有颜色的外用药，以免伤情判断错误，而应立即用清洁纱布块、毛巾或保鲜膜覆盖伤处并及时送医院处理。

3.严禁使用牙膏、酱油、醋、盐、面粉等涂抹伤口。

五、预防新生儿捂热综合征

在较为寒冷的季节，家长可能会担心婴儿受凉而给婴儿层层包裹，并且持续较长时间；或因为怀抱婴儿的家长睡熟后，将婴儿的头面部完全盖于被子下等。这些情况可能导致婴儿的体温骤然上升超过40℃，严重者引起惊厥甚至昏迷，称为捂热综合征或蒙被综合征。

(一) 发生原因

正常婴儿的肛温在36.2～37.8℃，腋温在36～37℃。由于婴儿的体温调节中枢功能不完善，汗腺组织发育也不完善，所以体温容易受到外界影响而波动，在过度保暖或室内温度过高时可导致婴儿的体温随之上升。

(二) 预防与护理措施

1. 不要给婴儿包裹太厚太多的衣物，不能使其蒙被而睡。

2. 产妇不应拥着婴儿喂奶或睡觉，以免意外发生。

3. 不宜通过捂汗的方式来治疗婴儿伤风感冒。

4. 发生捂热综合征时应立即松解包被，撤离高温环境，采用物理降温法，用34～35℃的温水为宝宝进行擦浴，每次20～30分钟使皮肤血管扩张达到散热的目的。

六、预防新生儿外伤出血

新生儿外伤多由日常护理过程中的意外事故造成，如前面所提到的烫伤，再如咬伤、肢体缺血坏死等。如果没有及时发现或处理，将可能对新生儿及其家庭造成严重的伤害。

(一) 常见外伤原因及预防措施

1. 咬伤。常因新生儿家庭中饲养的猫、狗抓咬，或由于所生活的环境不整洁，存在老鼠、蟑螂等隐患而造成新生儿损伤。因此，新生儿家庭应尽量避免饲养宠物，或者避免宠物和新生儿玩耍，注意新生儿所生长的环境应保持整洁，消灭"四害"。

2. 肢体缺血坏死。常因新生儿使用的手套或衣物内面标签或线头在新生儿活动时缠绕住其肢体，导致肢体长时间缺血缺氧而坏死。因此，新生儿穿着的衣物应剪去标签和长线头或者反过来穿。

(二) 常用止血方法

常用止血方法有包扎止血和加压包扎止血等。一般的出血可以使用包扎、加压包扎止血。

1. 普通包扎止血适用于表浅并且出血量少的伤口。

(1) 粘贴创可贴。先粘贴在伤口的一侧，再向对侧拉紧。

(2) 敷料包扎。足够厚的敷料覆盖在伤口上，覆盖面积超过伤口周边至少3厘米。如果没有专用无菌敷料，可选用清洁的手绢、纸巾等。

2. 加压包扎止血。适用于全身各部位小动脉、静脉、毛细血管出血。用敷料和洁净的毛巾、手帕等覆盖伤口，加压包扎以达到止血目的。

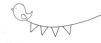

第三节　母婴卫生防护知识

月子期间是产妇恢复身体、开始学习、承担和适应母亲角色，以及婴儿快速生长的重要时期。在这一阶段，产妇的生理和心理会发生巨大的变化，子宫需要逐渐复旧恢复到未孕前的状态，婴儿的各个系统也在逐步发育，因此需要有安全而整洁的休养环境来保障母婴的身体健康。

一、母婴卫生防护基本知识

(一) 居室卫生

母婴所居住的房间应保持清洁卫生，调节合适的温度和湿度，不宜过于阴暗，应保持适度的阳光照射，同时应有窗户能够定期打开保持空气流通。

(二) 环境卫生

母婴所居住的环境不仅需保持清洁卫生，还应避免过度噪声的污染，同时可以通过装饰墙面、栽培绿植等方式对居所进行适当的美化，促进产妇心情愉悦。

(三) 个人卫生

产妇在产后应特别注意个人卫生问题，避免产褥感染。母婴护理员应勤观察恶露情况，加强产妇会阴部的护理。对于会阴侧切或剖宫产术后的产妇，应注意伤口的观察和护理。此外，应摒弃老旧的"坐月子"观念，指导产妇定期清洁口腔，保持口腔卫生，坚持洗澡洗头，勤换洗脏衣物。

(四) 食品卫生

产妇产后需要及时补充营养，以利于产后机体恢复和哺乳需要。应选择新鲜的食材，采用健康的烹饪方式，同时注意厨房的清洁卫生。

二、母婴卫生防护基本要求

(一) 居室卫生要求

1.定期对家具进行湿性打扫，可用3%来苏儿（甲酚皂溶液）擦拭地板、家具，起到杀菌除尘，防止尘螨滋生的目的。

2.冬天室温保持在18～25℃、湿度在50%～60%，夏天温度在23～28℃、湿度在30%～60%，避免过潮、过热、温度过低等情况。

3.居室采光明暗适中，以自然采光好的居室为宜，因太阳光可调节室内温度，且具有

一定杀灭细菌的能力，但应避免婴儿不分昼夜地长期处于明亮光照环境中。

4.不论春夏秋冬，均应每天开窗通风1～2次，每次30分钟左右，保持室内空气流通，防止空气中细菌繁殖；禁止在婴儿居室吸烟；通风过程中应避免产妇和婴儿处于对流风中。

（二）环境卫生要求

1.保持环境安静，避免过多的人员走动，以利于母婴休息，但也不可绝对安静，可播放轻微背景音乐刺激婴儿听觉发育。

2.室内用物摆放整齐，如可摆放一些有益的鲜花，墙面上装饰一些色彩鲜艳的图片，小床边摆放一些玩具刺激新生儿早期视觉的发育；避免将刚装修好的房间作为母婴卧室，以免装修材料中的毒性气体影响母婴健康。

（三）个人卫生要求

1.恶露的观察。产后要加强恶露观察。产后最初3～4天内恶露颜色为血色，内含蜕膜组织、血细胞，称血性恶露；以后逐渐转淡，变成浆液性恶露，血液成分减少，依旧含有坏死的蜕膜组织，还有一些宫颈黏液和阴道排液等，约持续10天左右；以后白细胞增多，变为白色恶露，持续约3周左右。正常恶露应无恶臭，如出现异常气味或血性恶露持续时间过长，应考虑有感染或其他异常情况发生，需及时去医院就诊。

2.会阴部的清洁。产后产妇的会阴部可能会存在损伤、充血、水肿等问题，容易被尿、便污染而造成感染，因此应加强会阴部的清洁，保持会阴部清洁干燥。需用专用的清洁盆盛温开水清洗会阴部，每天2次；排便最好采用坐式，避免蹲式；每次大便后要注意清洗，每次清洗后应擦干会阴部并更换卫生巾；勤换洗内裤，避免感染。如果会阴有撕裂或者侧切，应让产妇取健侧卧位，避免伤口受压和受到恶露污染；如果会阴部有水肿，可用干净的温热毛巾外敷会阴部，每天3次，以减轻肿胀。

3.伤口观察处理。剖宫产术后产妇伤口在拆线前应注意皮肤清洁，以擦浴为宜，且伤口按时换药消毒。如果观察到伤口有红肿、发热、疼痛等异常表现，应及时就诊。避免抓挠伤口结痂处。

4.口腔卫生。月子期间也应该刷牙，每天晨起和晚上睡前各刷牙一次，每餐餐后要漱口。刷牙可用专用刷牙指套或者用食指缠绕干净纱布再挤上牙膏进行清洁，避免损伤牙龈。

5.沐浴。产后洗澡的浴室应避风、保暖，避免水温过低，最好选择淋浴，洗浴时间控制在20分钟以内，出浴后应立即擦干头发。

6.更衣。产后由于大量出汗，还有恶露、哺乳等经常会弄脏衣物，为避免细菌滋生，应经常换洗弄脏的衣物，并在阳光下暴晒杀菌。

（四）食品卫生要求

1.对于肉类和鱼类食材，在选购时应注意观察新鲜度，避免腐坏，在存储过程中应根据食材的具体情况选择冷藏或冷冻保存。

2.厨房应保持地面和台面清洁，及时清除油污，经常通风排气；及时丢弃厨房垃圾，积极消灭苍蝇、蟑螂等有害昆虫；厨具碗筷应定期煮沸消毒或用开水烫泡，以预防食物中毒。

第四节 母婴环境保护知识

环境因素与母婴的健康密切相关，环境包括自然环境、人文社会环境等多个方面。本节主要介绍的是母婴生活环境的保护，因生活环境的污染可能造成女性生殖系统疾病，危及婴儿的免疫力，威胁母婴健康。

一、母婴的生活环境设计原则

环境设计是通过一定的组织、围合手段对空间界面（室内外墙柱面、地面、门窗等）进行艺术修饰（形态、色彩、质地等），运用自然光、人工照明、家具、饰物的布置、造型等设计语言，以及植物花卉、水体、小品、雕塑等的配置，使建筑物的室内外空间环境体现出特定的氛围和一定的风格，以满足人们在功能使用和视觉审美上的需求。

母婴的生活环境设计应以安全、舒适为原则，同时应兼顾清洁卫生和视觉效果，避免使用一些可能造成母婴躯体伤害的装饰材料，保障母婴的身心健康。

二、母婴的居住环境注意事项

1.避免在母婴居住的环境中大声喧哗，避免过多的亲友入室探访而影响母婴休息，甚至造成交叉感染。

2.保持居室内空气清新，避免在母婴居所抽烟或过度熏香。及时清理卫生间和婴儿的排泄物，避免室内空气污染。天气炎热时可使用空调，维持室温在25℃左右，定期开窗换气。应避免使用风扇直接对着母婴吹，以防感冒。

3.家具的摆放应注意，床铺不宜放在窗旁，也不可直接放在空调或风扇能直接吹到的地方，以防产妇及婴儿吹风受凉；卧室内尽量少放家用电器，以减少辐射。

4.母婴居住环境中的装饰材料应使用环保材料，避免材料中的有毒物质损害母婴健康。在婴儿活动范围内可使用鲜艳的装饰物促进其视觉发育，如使用植物装饰，应避免摆放释放有毒物质的花卉。

第五节 母婴居室整理及消毒隔离知识

母婴居室是产妇和婴幼儿居住休息的地方，母婴护理员应定期对居室进行整理，保持居室干净、整洁，促进产妇和婴幼儿的身心舒畅。同时，对于母婴的日常生活用品也应定期清洗消毒，以保障母婴健康。

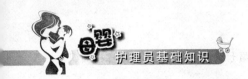

一、母婴居室整理注意事项

1.应避免选择方正有棱角的家具，以免导致婴儿活动时碰伤。居室中的桌椅高度合适，便于产妇哺乳。

2.母婴的日常用物应分开放置，常用物品应放在固定且易于取用的地方。避免将剪刀等利器放于婴儿可及之处，以防损伤。

3.整理居室时按照先内后外、先上后下的顺序进行，一般先整理卧室，再整理起居室、厨房和卫生间。各个房间所使用的清洁工具和清洁剂不应交叉使用。

二、母婴消毒隔离基本常识

(一) 消毒的基本常识

消毒是指用物理或化学的方法清除或杀灭除细菌芽孢以外的所有病原微生物，使病原微生物的数量减少到无害程度的过程。清洁是指用清水、去污剂等清除物体表面的污垢、灰尘和有机物，达到去除和减少病原微生物的目的，常用于地面、墙面、家具、餐具等物体表面的处理和消毒前的处理。及时清洁和消毒母婴常用物品是避免母婴发生感染的重要途径。

(二) 消毒的常用种类

常见的消毒方法包括物理消毒法和化学消毒法两大类。物理消毒法主要是通过热力、光照等方式达到除菌的目的，常用燃烧法、煮沸消毒、日光暴晒、微波消毒等方法。化学消毒法主要针对不适合使用物理消毒而耐潮湿的物品，如皮肤表面、周围环境、家具等。

(三) 母婴常用的消毒剂

1.皮肤消毒剂，如碘伏、75%医用酒精、过氧化氢等。

2.环境消毒剂，如84消毒液和含氯消毒片等。

知识链接

含氯消毒片

使用每片含有效氯500毫克的含氯消毒片配制消毒剂的比例为：1片消毒片+2升自来水=250毫克/升浓度；2片消毒片+2升自来水=500毫克/升；4片消毒片+2升自来水=1000毫克/升。

(四) 常用的物品消毒方法

1.婴儿衣物和尿布的清洗和消毒。

（1）婴儿的衣物以手洗为宜，注意应将内衣和外衣分开清洗。婴儿衣物应和成人的衣物分开清洗，以免感染成人衣物上的细菌。漂洗时需用清水反复冲洗，防止洗涤剂残留在衣物上导致婴儿皮肤损伤。清洗后应在通风、有阳光的地方晾晒，起到杀菌的作用。衣物干透后折叠整齐，存放于专用通风干燥的柜子中，且衣柜中不宜放置樟脑丸和其他驱虫剂。

（2）婴儿的尿布在每天大小便后都应及时清洗。清洗小便的尿布时，可先用热水浸泡片刻后再用清水清洗2～3遍，拧干后再用开水烫泡一遍；清洗粘有大便的尿布时应先用凉水和刷子将尿布上的大便刷洗掉，然后用中性肥皂擦洗尿布，静置20分钟左右再用开水冲烫，待冷却后用清水搓洗干净。尿布应在阳光下暴晒，如遇梅雨天气，可使用熨斗熨干，以达到消毒的目的。

2.婴儿奶具的清洗和消毒。奶具的消毒可使用市场上的专用奶具消毒器，也可自行准备有盖的消毒锅，清洗奶瓶用的毛刷和镊子也要进行消毒。

（1）消毒前用肥皂洗净双手，用毛刷在流水下彻底清洗要消毒的奶具，在消毒锅内加8分满的水后开始加热。

（2）将耐热的玻璃奶瓶和镊子等器具置于冷水锅内煮10分钟，再将较为不耐热的器具，如奶嘴、奶盖、奶圈等用纱布包好后一起放入煮沸5～10分钟。

（3）将消毒好的奶瓶放置在干净的地方晾干备用。

3.母婴护理员手部清洁。可采用"七步洗手法"：①掌心相对，手指并拢，相互揉搓；②掌心对手背交叉沿指缝相互揉搓，交换进行；③掌心相对，双手交叉沿指缝相互揉搓；④弯曲手指使关节在另一掌心内旋转揉搓，交替进行；⑤一手握住另一手拇指旋转揉搓，交换进行；⑥指尖并拢在另一手掌心中转动揉搓，交换进行；⑦螺旋式揉搓手腕，双手交换进行。洗手时间应不少于15秒。

（五）隔离的基本常识

隔离是通过控制传染源、切断传播途径、保护易感人群的措施达到防止病原微生物在人群中传播的目的。隔离可以分为传染性隔离和保护性隔离两大类。传染性隔离，指将在传染期的人员或病原携带者安置在特定区域，与周围人群暂时分开，减少传染病传播的机会。保护性隔离，指将免疫力低下的人群安置在特定区域，保护他们免受感染。

学习小结

一、学习内容

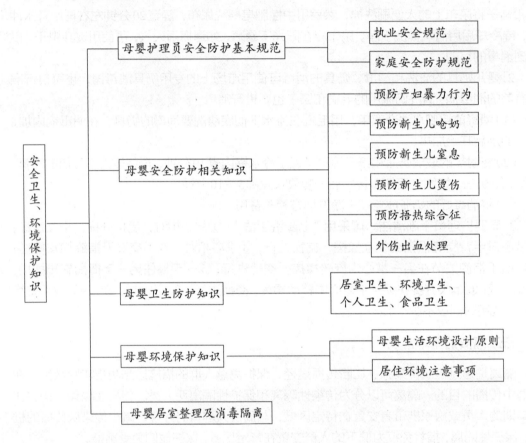

安全卫生、环境保护知识

母婴护理员安全防护基本规范 ── 执业安全规范
　　　　　　　　　　　　　　└ 家庭安全防护规范

母婴安全防护相关知识 ── 预防产妇暴力行为
　　　　　　　　　　├ 预防新生儿呛奶
　　　　　　　　　　├ 预防新生儿窒息
　　　　　　　　　　├ 预防新生儿烫伤
　　　　　　　　　　├ 预防捂热综合征
　　　　　　　　　　└ 外伤出血处理

母婴卫生防护知识 ── 居室卫生、环境卫生、个人卫生、食品卫生

母婴环境保护知识 ── 母婴生活环境设计原则
　　　　　　　　　└ 居住环境注意事项

母婴居室整理及消毒隔离

二、学习方法

1.母婴护理员的安全防护规范主要包括其上岗执业的安全性和其在客户家中服务过程中的相关安全防护。

2.母婴安全防护的具体内容主要分为产妇和新生儿两大类：对于产妇主要应关注其产后心理情绪方面改变所导致的抑郁症、自伤等问题；对于新生儿主要是生活护理过程中的常见安全问题，包括喂奶时呛奶、休息时窒息、沐浴时烫伤、保暖过度导致捂热综合征以及外伤出血的常见紧急处理方法。

3.母婴卫生防护主要包括母婴的居住环境卫生、母婴在产褥期的个人卫生，以及母婴护理员在准备食物方面应注意的食品卫生问题。

4.母婴的居住环境应合理设计，适宜母婴居住。

5.在生活中还应学会如何合理整理居所，对母婴居室、用物等进行常规消毒。

🔄 复习思考题

1.产妇产后会有哪些心理变化阶段？

2.如何预防产妇心理问题及暴力行为？

3.新生儿呛奶的表现有哪些，应如何处理？

4.新生儿窒息的常见原因及表现有哪些？

5.如何对窒息的新生儿进行抢救？

6.新生儿日常护理中常用的温度及注意事项有哪些？

7.为什么会发生捂热综合征，应如何预防？

8.产妇个人卫生应注意什么？

9.母婴居住环境的注意事项包括哪些？

10.母婴常用的消毒剂有哪些？

11.怎样清洗和消毒婴儿衣物和尿布？

12.怎样清洁和消毒奶瓶？

（王彦）

第八章　相关法律、法规基础知识

学习目的

- 能描述《中华人民共和国母婴保健法》(以下简称《母婴保健法》)《中华人民共和国妇女权益保障法》(以下简称《妇女权益保障法》)的基本内容。
- 能了解母婴护理机构服务标准相关知识、《中华人民共和国未成年人保护法》(以下简称《未成年人保护法》)和《中华人民共和国食品卫生法》(以下简称《食品卫生法》)《劳动法》和《中华人民共和国劳动合同法》相关知识的基本内容。

学习要点

- 《母婴保健法》《妇女权益保障法》的相关知识。
- 《劳动法》《中华人民共和国劳动合同法》(以下简称《劳动合同法》)的相关知识。

在实际工作中，母婴护理员与用人单位建立劳动关系，在为客户提供服务的过程中，可能会出现一些矛盾纠纷，特别在涉及法律纠纷时，就需要母婴护理员具备常用的法律法规知识。母婴护理员如能做到知法、懂法、守法，在服务过程中不仅能通过法律来约束自身的行为，为客户提供满意服务，同时能够运用有效的法律武器保护自己的合法权益。在本章中将重点介绍《母婴保健法》《妇女权益保障法》《未成年人保护法》《食品卫生法》《中华人民共和国消费者权益保护法》(以下简称《消费者权益保护法》)《劳动法》《劳动合同法》及母婴护理机构服务标准等相关知识，为母婴护理员在服务过程中可能涉及与法律相关的问题保驾护航。

第一节　母婴保健法相关知识

《母婴保健法》是为了保障母亲和婴儿健康，提高出生人口素质，根据宪法制定的法律。由中华人民共和国第八届全国人民代表大会常务委员会第十次会议于1994年10月27

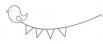

日通过，自1995年6月1日起施行。2001年国务院颁布了与《母婴保健法》相配套的《中华人民共和国母婴保健法实施办法》。

《母婴保健法》共七章，三十九条，主要内容如下：

一、总则

总则中明确了制定《母婴保健法》旨在保障母婴健康，提高出生人口素质，为国家发展母婴保健事业提供必要的条件和物质帮助。由各级人民政府领导母婴保健工作。国务院卫生行政部门主管全国母婴保健工作，根据不同地区情况提出分级、分类指导原则，并对全国母婴保健工作实施监督管理。国家鼓励、支持母婴保健领域的教育和科学研究，推广先进、实用的母婴保健技术，普及母婴保健科学知识。对在母婴保健工作中做出显著成绩和在母婴保健科学研究中取得显著成果的组织和个人，应当给予奖励。

二、婚前保健

1.婚前保健的主要内容。

（1）婚前卫生指导：包括对准备结婚的男女双方进行关于性卫生知识、生育知识和遗传病知识的教育。

（2）婚前卫生咨询：对婚育双方有关婚配、生育保健等问题提供医学意见；对可能产生的后果进行指导，提出适当建议，以帮助其做出科学的决定。

（3）婚前医学检查：对准备结婚的男女双方可能患影响结婚和生育的疾病进行医学检查，主要包括严重遗传性疾病、指定传染病及有关精神病的检查等。

2.经婚前医学检查，医疗保健机构应当出具婚前医学检查证明。对患指定传染病在传染期内或者有关精神病在发病期内的，医师应当提出医学意见，准备结婚的男女双方应当暂缓结婚；对诊断患医学上认为不宜生育的严重遗传性疾病的，医师应当向男女双方说明情况，提出医学意见，经男女双方同意，采取长效避孕措施或者施行结扎手术后不生育的，可以结婚，但《中华人民共和国婚姻法》规定禁止结婚的除外。接受婚前医学检查的人员对检查结果持有异议的，可以申请医学技术鉴定，取得医学鉴定证明。

三、孕产期保健

孕产期保健一般指从怀孕开始至产后42天内医疗保健机构为孕产妇及胎儿、婴儿提供的医疗保健服务。

（一）孕产期保健服务

1.母婴保健指导。对孕育健康后代以及严重遗传性疾病和碘缺乏病等地方病的发病原因、治疗和预防方法提供医学意见。

2.孕妇、产妇保健。为孕妇、产妇提供卫生、营养、心理等方面的咨询和指导以及产前定期检查等医疗保健服务。

3.胎儿保健。为胎儿生长发育进行监护，提供咨询和医学指导。

4.新生儿保健。为新生儿生长发育、哺乳和护理提供医疗保健服务。

（二）医学服务与指导

1.患严重疾病或者接触致畸物质的孕妇，妊娠可能危及孕妇生命安全或者可能严重影响孕妇健康和胎儿正常发育的，医疗保健机构应当予以医学指导。

2.对发现或怀疑患严重遗传性疾病的育龄夫妻，应当提出医学意见。育龄夫妻应当根据医师的医学意见采取相应的措施。

3.经产前检查，医师发现或者怀疑胎儿异常的，应当对孕妇进行产前诊断。

4.经产前诊断，有下列情形之一的，医师应当向夫妻双方说明情况，并提出终止妊娠的医学意见：胎儿患严重遗传性疾病的；胎儿有严重缺陷的；因患严重疾病，继续妊娠可能危及孕妇生命安全或者严重危害孕妇健康的。

5.生育过严重缺陷患儿的妇女再次妊娠前，夫妻双方应当到县级以上医疗保健机构接受医学检查。

6.医师和助产人员应当严格遵守有关操作规程，提高助产技术和服务质量，预防和减少产伤。

7.不能住院分娩的孕妇应当由经过培训合格的接生人员实行消毒接生。

8.医疗保健机构和从事家庭接生的人员按照国务院卫生行政部门的规定，出具统一制发的新生儿出生医学证明；有产妇和婴儿死亡以及新生儿出生缺陷情况的，应当向卫生行政部门报告。

9.医疗保健机构为产妇提供科学育儿、合理营养和母乳喂养的指导。对婴儿进行体格检查和预防接种，逐步开展新生儿疾病筛查、婴儿多发病和常见病防治等医疗保健服务。

（三）终止妊娠与结扎

依照《母婴保健法》规定施行终止妊娠或者结扎手术，应当经本人同意，并签署意见；本人无行为能力的，应当经其监护人同意，并签署意见；依照本法规定施行终止妊娠或者结扎手术的，接受免费服务。

四、技术鉴定

县级以上地方人民政府可以设立医学技术鉴定组织，负责对婚前医学检查、遗传病诊断和产前诊断结果有异议的进行医学技术鉴定。医学技术鉴定实行回避制度。从事医学技术鉴定的人员，必须具有临床经验和医学遗传学知识，并具有主治医师职称以上的专业技术职称。医学技术鉴定组织的组成人员，由卫生行政部门提名，同级人民政府聘任。

五、行政管理

省、自治区、直辖市人民政府卫生行政部门指定的医疗保健机构负责本行政区域内的母婴保健监测和技术指导；县级以上地方人民政府卫生行政部门管理本行政区域内的母婴保健工作；医疗保健机构按照国务院卫生行政部门的规定，负责其职责范围内的母婴保健工作；严禁采用技术手段对胎儿进行性别鉴定，但医学上确有需要的除外。从事本法规定的遗传病诊断、产前诊断的人员，必须经过省、自治区、直辖市人民政府卫生行政部门的

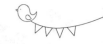

考核，并取得相应的合格证书。从事母婴保健工作的人员，在服务过程中严格遵守职业道德，为当事人保守秘密。

六、法律责任

未取得国家颁发的有关合格证书的医疗保健机构严禁从事婚前医学检查、遗传病诊断、产前诊断或者医学技术鉴定；施行终止妊娠手术；出具法定的有关医学证明。从事母婴保健工作的人员违反规定，出具有关虚假医学证明或者进行胎儿性别鉴定的，由医疗保健机构或者卫生行政部门根据情节给予行政处分；情节严重的，依法取消执业资格。

七、附则

规定了本法的用语含义；施行日期。

第二节 妇女权益保障法相关知识

《妇女权益保障法》是为了保障妇女的合法权益，促进男女平等，充分发挥妇女在社会主义现代化建设中的作用，根据宪法和我国的实际情况而制定的。由1992年4月3日第七届全国人民代表大会第五次会议通过，自1992年10月1日起施行。2005年8月28日通过再次修订决议，自2005年12月1日起施行。

《妇女权益保障法》共九章，六十一条，主要内容如下：

一、总则

明确了妇女享有与男子平等的人身权利。各级人民政府应当重视和加强妇女权益的保障工作。

二、政治权利

国家保障妇女享有与男子平等的政治权利。妇女有权通过各种途径和形式，管理国家事务，管理经济和文化事业，管理社会事务。妇女享有与男子平等的选举权和被选举权。国家积极培养和选拔女干部。对于有关保障妇女权益的批评或者合理建议，有关部门应当听取和采纳。对于有关侵害妇女权益的申诉、控告和检举，有关部门必须查清事实，负责处理，任何组织或者个人不得压制或者打击报复。

三、文化教育权益

学校和有关部门应当执行国家有关规定，保障妇女在入学、升学、毕业分配、授予学位、派出留学等方面享有与男子平等的权利。学校在录取学生时，除特殊专业外，不得以性别为由拒绝录取女性或者提高对女性的录取标准。父母或者其他监护人必须履行保障适龄女性儿童少年接受义务教育的义务。各级人民政府应当依照规定把扫除妇女中的文盲、半

文盲工作，纳入扫盲和扫盲后继续教育规划，根据城镇和农村妇女的需要，组织妇女接受职业教育和实用技术培训，保障妇女从事科学、技术、文学、艺术和其他文化活动，享有与男子平等的权利。

四、劳动和社会保障权益

妇女享有与男子平等的劳动权利和社会保障权利。各单位在录用职工时，除不适合妇女的工种或者岗位外，不得以性别为由拒绝录用妇女或者提高对妇女的录用标准。在录用女职工时，应当依法与其签订劳动（聘用）合同或者服务协议，劳动（聘用）合同或者服务协议中不得规定限制女职工结婚、生育的内容。禁止录用未满十六周岁的女性未成年人，国家另有规定的除外。实行男女同工同酬。在晋职、晋级、评定专业技术职务等方面，应当坚持男女平等的原则。任何单位均应根据妇女的特点，依法保护妇女在工作和劳动时的安全和健康。妇女在经期、孕期、产期、哺乳期受特殊保护。任何单位不得因结婚、怀孕、产假、哺乳等情形，降低女职工的工资，辞退女职工，单方解除劳动（聘用）合同或者服务协议。但是，女职工要求终止劳动（聘用）合同或者服务协议的除外。保障妇女享有社会保险、社会救助、社会福利和卫生保健等权益。国家推行生育保险制度，建立健全与生育相关的其他保障制度。

五、财产权益

妇女享有与男子平等的财产权利。在婚姻、家庭共有财产关系中，不得侵害妇女依法享有的权益。妇女在农村土地承包经营、集体经济组织收益分配、土地征收或者征用补偿费使用以及宅基地使用等方面，享有与男子平等的权利。任何组织和个人不得以妇女未婚、结婚、离婚、丧偶等为由，侵害妇女在农村集体经济组织中的各项权益。妇女享有的与男子平等的财产继承权受法律保护。

六、人身权利

妇女享有与男子平等的人身权利。禁止非法拘禁和以其他非法手段剥夺或者限制妇女的人身自由；禁止非法搜查妇女的身体。妇女的生命健康权不受侵犯。禁止溺、弃、残害女婴；禁止歧视、虐待生育女婴的妇女和不育的妇女；禁止用迷信、暴力等手段残害妇女；禁止虐待、遗弃病、残妇女和老年妇女。禁止拐卖、绑架妇女；禁止收买被拐卖、绑架的妇女；禁止阻碍解救被拐卖、绑架的妇女。禁止对妇女实施性骚扰，受害妇女有权向单位和有关机关投诉。禁止卖淫、嫖娼；禁止组织、强迫、引诱、容留、介绍妇女卖淫或者对妇女进行猥亵活动；禁止组织、强迫、引诱妇女进行淫秽表演活动。妇女的名誉权、荣誉权、隐私权、肖像权等人格权受法律保护。

七、婚姻家庭权益

妇女享有与男子平等的婚姻家庭权利。禁止干涉妇女的结婚、离婚自由。女方在怀孕期间、分娩后一年内或者终止妊娠后六个月内，男方不得提出离婚；女方提出离婚的，或者人民法院认为确有必要受理男方离婚请求的，不在此限。禁止对妇女实施家庭暴力。妇女对依照法律规定的夫妻共同财产享有与其配偶平等的占有、使用、收益和处分的权利，不受双方收入状况的影响。夫妻共有的房屋，离婚时，分割住房由双方协议解决；夫妻共同租用的房屋，离婚时，女方的住房应当按照照顾子女和女方权益的原则解决。父母双方对未成年子女享有平等的监护权。离婚时，女方因实施绝育手术或者其他原因丧失生育能力的，处理子女抚养问题，应在有利子女权益的条件下，照顾女方的合理要求。妇女有按照国家有关规定生育子女的权利，也有不生育的自由。

八、法律责任

妇女的合法权益受到侵害的，有权要求有关部门依法处理，或者依法向仲裁机构申请仲裁，或者向人民法院起诉。妇女的合法权益受到侵害的，可以向妇女组织投诉，妇女组织应当维护被侵害妇女的合法权益，有权要求并协助有关部门或者单位查处。有关部门或者单位应当依法查处，并予以答复。妇女组织对于受害妇女进行诉讼需要帮助的，应当给予支持。违反本法规定，对妇女实施性骚扰或者家庭暴力，构成违反治安管理行为的，受害人可以提请公安机关对违法行为人依法给予行政处罚，也可以依法向人民法院提起民事诉讼。

九、附则

省、自治区、直辖市人民代表大会常务委员会可以根据本法制定实施办法、施行时间。

案 例

2011年9月，陈某从农村老家到广州打工，到雇主李某家中做保姆，帮忙照顾其6个月大的女儿。在受雇期间，其多次受到李某猥亵、强奸，因不懂运用法律保护自己，也羞于将此事报案，因此隐忍怀恨在心，借雇主不在家时，殴打虐待其女儿。次年5月9日下午1点左右，因孩子哭闹，陈某一气之下失手将孩子掐死。19岁的陈某因故意伤害罪被广州市中级人民法院判处有期徒刑15年。

第三节 未成年人保护法相关知识

《未成年人保护法》是为了保护未成年人身心健康，保障未成年人合法权益，促进未成年人在品德、智力、体质等方面全面发展，培养有理想、有道德、有文化、有纪律的社会主义建设者和接班人而制定的法律。1991年9月4日由第七届全国人民代表大会常务委员会第二十一次会议通过，2006年12月29日由第十届全国人民代表大会常务委员会第二十五次会议修订，自2007年6月1日起开始施行。

《未成年人保护法》共七章，七十二条，主要内容如下：

一、总则

未成年人是指未满十八周岁的公民。未成年人享有生存权、发展权、受保护权、参与权、受教育权。未成年人不分性别、民族、种族、家庭财产状况、宗教信仰等，依法平等地享有权利。

保护未成年人，是国家机关、武装力量、政党、社会团体、企业事业组织、城乡基层群众性自治组织、未成年人的监护人和其他成年公民的共同责任。

保护未成年人的工作，应当遵循下列原则：

1. 尊重未成年人的人格尊严。
2. 适应未成年人身心发展的规律和特点。
3. 教育与保护相结合。

二、家庭保护

父母或者其他监护人应当创造良好、和睦的家庭环境，依法履行对未成年人的监护职责和抚养义务。父母或者其他监护人应当学习家庭教育知识，正确履行监护职责，抚养教育未成年人。应当尊重未成年人受教育的权利，必须使适龄未成年人依法入学接受并完成义务教育，不得使接受义务教育的未成年人辍学。不得允许或者迫使未成年人结婚，不得为未成年人订立婚约。

三、学校保护

学校应当全面贯彻国家的教育方针，实施素质教育，提高教育质量，注重培养未成年学生独立思考能力、创新能力和实践能力，促进未成年学生全面发展。学校应当尊重未成年学生受教育的权利，关心、爱护学生，对品行有缺点、学习有困难的学生，应当耐心教育、帮助，不得歧视，不得违反法律和国家规定开除未成年学生。学校、幼儿园、托儿所应当建立安全制度，加强对未成年人的安全教育，采取措施保障未成年人的人身安全。对于在学校接受教育的有严重不良行为的未成年学生，学校和父母或者其他监护人应当互相配合加以管教；无力管教或者管教无效的，可以按照有关规定将其送专门学校继续接受教育。

四、社会保护

全社会应当树立尊重、保护、教育未成年人的良好风尚，关心、爱护未成年人。各级人民政府应当保障未成年人受教育的权利，建立和改善适合未成年人文化生活需要的活动场所和设施，鼓励社会力量兴办适合未成年人的活动场所，并加强管理。爱国主义教育基地、图书馆、青少年宫、儿童活动中心应当对未成年人免费开放；博物馆、纪念馆、科技馆、展览馆、美术馆、文化馆以及影剧院、体育场馆、动物园、公园等场所，应当按照有关规定对未成年人免费或者优惠开放。国家鼓励新闻、出版、信息产业、广播、电影、电视、文艺等单位和作家、艺术家、科学家以及其他公民，创作或者提供有利于未成年人健康成长的作品。国家采取措施，预防未成年人沉迷网络。禁止任何组织、个人制作或者向未成年人出售、出租或者以其他方式传播淫秽、暴力、凶杀、恐怖、赌博等毒害未成年人的图书、报刊、音像制品、电子出版物以及网络信息等。生产、销售用于未成年人的食品、药品、玩具、用具和游乐设施等，应当符合国家标准或者行业标准，不得有害于未成年人的安全和健康；需要标明注意事项的，应当在显著位置标明。任何组织或者个人不得招用未满十六周岁的未成年人，国家另有规定的除外。任何组织或者个人不得披露未成年人的个人隐私。公共场所发生突发事件时，应当优先救护未成年人。禁止拐卖、绑架、虐待未成年人，禁止对未成年人实施性侵害。

五、司法保护

公安机关、人民检察院、人民法院以及司法行政部门，应当依法履行职责，在司法活动中保护未成年人的合法权益。未成年人的合法权益受到侵害，依法向人民法院提起诉讼的，人民法院应当依法及时审理，并适应未成年人生理、心理特点和健康成长的需要，保障未成年人的合法权益。对违法犯罪的未成年人，实行教育、感化、挽救的方针，坚持教育为主、惩罚为辅的原则。羁押、服刑的未成年人没有完成义务教育的，应当对其进行义务教育。对未成年人严重不良行为的矫治与犯罪行为的预防，依照预防未成年人犯罪法的规定执行。

六、法律责任

国家机关及其工作人员不依法履行保护未成年人合法权益的责任，或者侵害未成年人合法权益，或者对提出申诉、控告、检举的人进行打击报复的，由其所在单位或者上级机关责令改正，对直接负责的主管人员和其他直接责任人员依法给予行政处分。父母或者其他监护人不依法履行监护职责，或者侵害未成年人合法权益的，由其所在单位或者居民委员会、村民委员会予以劝诫、制止；构成违反治安管理行为的，由公安机关依法给予行政处罚。学校、幼儿园、托儿所侵害未成年人合法权益的，由教育行政部门或者其他有关部门责令改正；情节严重的，对直接负责的主管人员和其他直接责任人员依法给予处分。

七、附则

本法施行时间。

第四节　食品卫生法相关知识

1995年10月30日第八届全国人民代表大会常务委员会第十六次会议通过了《食品卫生法》，并于当日起施行。《食品卫生法》是我国食品卫生安全保障的行为准则，标志着我国食品卫生工作全面进入法制化的管理。

《食品卫生法》共九章，五十七条，主要内容如下：

一、总则

总则中明确了《食品卫生法》的宗旨、目的、意义和最基本的原则。规定了国家施行食品卫生监督制度和该制度的适用范围及人民群众的监督权利。

二、食品的卫生

本章中规定了食品应具备无毒、无害，符合相应的卫生和营养要求，具有相应的感官性状；必须符合国务院卫生行政部门规定的营养、卫生标准；禁止生产经营的食品以及在食品中不得添加药物等。

三、食品添加剂的卫生

规定了生产经营和使用食品添加剂，必须符合食品添加剂使用的卫生标准和卫生管理办法的规定；不符合卫生标准和卫生管理办法的食品添加剂，不得经营和使用。

四、食品容器、包装材料和食品用工具、设备的卫生

规定了食品容器、包装材料和食品用工具、设备的原材料要求、卫生标准和卫生管理办法。

五、食品卫生标准和管理办法的制定

规定了国家、地方制定卫生标准和管理办法的批准权限和职责关系。

六、食品卫生管理

食品卫生管理包括各级人民政府对食品卫生的管理、食品生产经营企业卫生管理、食品和食品添加剂及其包装的卫生管理、保健功能食品的管理、食品生产经营人员和企业及食品摊贩的卫生管理、进出口食品和食品添加剂的管理等几方面内容。

各级人民政府的食品生产经营管理部门应当加强食品卫生管理监督工作，并对企业执行本法情况进行检查。各级人民政府应当鼓励和支持企业改进食品加工工艺，促进提高食品卫生质量。

食品生产经营企业应当健全本单位的食品卫生管理制度，配备专职或者兼职食品卫生管理人员，加强对所生产经营食品的检验工作。食品生产经营企业的新建、扩建、改建工程的选址和设计应当符合卫生要求，其设计审查和工程验收必须有卫生行政部门参与。

生产经营企业在投入生产、利用新资源生产的食品、食品添加剂前，必须提供该产品卫生评价和营养评价所需的资料；生产经营企业在投入生产、利用新的原材料生产的食品容器、包装材料和食品用工具、设备前，必须提供该产品卫生评价所需的资料。上述新品种在投入生产前还需提供样品，并按照规定的食品卫生标准审批程序报请审批。定型包装食品和食品添加剂，必须在包装标识或者产品说明书上分别按照规定标出品名、产地、厂名、生产日期、批号或者代号、规格、配方或者主要成分、保质期限、食用或者使用方法等。食品、食品添加剂的产品说明书，不得有夸大或者虚假的宣传内容。食品包装标识必

须清楚，容易辨识。在国内市场销售的食品，必须有中文标识。食品、食品添加剂和专用于食品的容器、包装材料及其他用具，其生产者必须在按照卫生标准和卫生管理办法实施检验合格后，方可出厂或者销售。

标明具有特定保健功能的食品，其卫生标准和生产经营管理办法，由国务院卫生行政部门制定。产品及说明书必须报国务院卫生行政部门审查批准，不得有害于人体健康，产品说明书内容必须真实，产品的功能和成分必须与说明书相一致，不得有虚假。食品生产经营者采购食品及其原料，应当按照国家有关规定索取检验合格证或者化验单，销售者应当保证提供。需要索证的范围和种类由各省、自治区、直辖市人民政府卫生行政部门规定。

食品生产经营人员每年必须进行健康检查；新参加工作和临时参加工作的食品生产经营人员必须进行健康检查，取得健康证明后方可参加工作。凡患有痢疾、伤寒、病毒性肝炎等消化道传染病（包括病原携带者），活动性肺结核，化脓性或者渗出性皮肤病以及其他有碍食品卫生疾病的，不得参加、接触直接入口食品的工作。食品生产经营企业和食品摊贩，必须先取得卫生行政部门发放的卫生许可证方可向工商行政管理部门申请登记。未取得卫生许可证的，不得从事食品生产经营活动。食品生产经营者不得伪造、涂改、出借卫生许可证。卫生许可证的发放管理办法由各省、自治区、直辖市人民政府卫生行政部门制定。

各类食品市场的举办者应当负责市场内的食品卫生管理工作，并在市场内设置必要的公共卫生设施，保持良好的环境卫生状况。城乡集市贸易的食品卫生管理工作由工商行政管理部门负责，食品卫生监督检验工作由卫生行政部门负责。

进口的食品、食品添加剂、食品容器、包装材料和食品用工具及设备，必须符合国家卫生标准和卫生管理办法的规定。进口前款所列产品，由口岸进口食品卫生监督检验机构进行卫生监督、检验。检验合格的，方准进口。海关凭检验合格证书放行。进口单位在申报检验时，应当提供输出国（地区）所使用的农药、添加剂、熏蒸剂等有关资料和检验报告。进口第一款所列产品，依照国家卫生标准进行检验，尚无国家卫生标准的，进口单位必须提供输出国（地区）的卫生部门或者组织出具的卫生评价资料，经口岸进口食品卫生监督检验机构审查检验并报国务院卫生行政部门批准。出口食品由国家进出口商品检验部门进行卫生监督、检验。海关凭国家进出口商品检验部门出具的证书放行。

七、食品卫生监督

规定了各级卫生行政部门及食品卫生监督机构的职责。

八、法律责任

规定了违反《食品卫生法》要承担的法律责任。

九、附则

规定了本法的用语含义；实施细则；出口食品、军队专用食品和自供食品的卫生管理办法的制定程序，以及本法的生效日期和溯及力。

第五节　消费者权益保护法相关知识

　　《消费者权益保护法》是为保护消费者的合法权益，维护社会经济秩序，促进社会主义市场经济健康发展制定的一部法律。该法调整的对象是为生活消费需要购买、使用商品或者接受服务的消费者和为消费者提供其生产、销售的商品或者提供服务的经营者之间的权利义务。1993年10月31日颁布，1994年1月1日起施行。2013年10月25日第十二届全国人民代表大会常务委员会第五次会议通过了《关于修改〈中华人民共和国消费者权益保护法〉的决定》第二次修正，促生了2014年最新的《消费者权益保护法》。

　　《消费者权益保护法》共八章，六十三条，主要内容如下：

一、总则

　　为保护消费者的合法权益，维护社会经济秩序，促进社会主义市场经济健康发展，制定本法。消费者为生活消费需要购买、使用商品或者接受服务，其权益受本法保护；本法未作规定的，受其他有关法律、法规保护。经营者为消费者提供其生产、销售的商品或者提供服务，应当遵守本法；本法未作规定的，应当遵守其他有关法律、法规。

二、消费者的权利

　　消费者在购买、使用商品和接受服务时享有人身、财产安全不受损害的权利。消费者享有知悉其购买、使用的商品或者接受的服务的真实情况的权利。消费者享有自主选择商品或者服务的权利。消费者享有公平交易的权利。消费者因购买、使用商品或者接受服务受到人身、财产损害的，享有依法获得赔偿的权利。消费者享有依法成立维护自身合法权益的社会组织的权利。消费者享有获得有关消费和消费者权益保护方面的知识的权利。消费者在购买、使用商品和接受服务时，享有人格尊严、民族风俗习惯得到尊重的权利，享有个人信息依法得到保护的权利。消费者享有对商品和服务以及保护消费者权益工作进行监督的权利。

三、经营者的义务

　　经营者向消费者提供商品或者服务，应当依照本法和其他有关法律、法规的规定履行义务。经营者应当听取消费者对其提供的商品或者服务的意见，接受消费者的监督。经营者应当保证其提供的商品或者服务符合保障人身、财产安全的要求。对可能危及人身、财产安全的商品和服务，应当向消费者作出真实的说明和明确的警示，并说明和标明正确使用商品或者接受服务的方法以及防止危害发生的方法。经营者发现其提供的商品或者服务存在缺陷，有危及人身、财产安全危险的，应当立即向有关行政部门报告和告知消费者，并采取停止销售、警示、召回、无害化处理、销毁、停止生产或者服务等措施。经营者向消费者提供有关商品或者服务的质量、性能、用途、有效期限等信息，应当真实、全面，不得作虚假或者引人误解的宣传。经营者应当标明其真实名称和标记。

经营者采用网络、电视、电话、邮购等方式销售商品，消费者有权自收到商品之日起七日内退货，且无须说明理由，但下列商品除外：

1.消费者定做的。

2.鲜活易腐的。

3.在线下载或者消费者拆封的音像制品、计算机软件等数字化商品。

4.交付的报纸、期刊。

经营者不得对消费者进行侮辱、诽谤，不得搜查消费者的身体及其携带的物品，不得侵犯消费者的人身自由。经营者收集、使用消费者个人信息，应当遵循合法、正当、必要的原则，明示收集、使用信息的目的、方式和范围，并经消费者同意。

四、国家对消费者合法权益的保护

国家制定有关消费者权益的法律、法规、规章和强制性标准，应当听取消费者和消费者协会等组织的意见。各级人民政府应当加强领导，组织、协调、督促有关行政部门做好保护消费者合法权益的工作，落实保护消费者合法权益的职责。人民法院应当采取措施，方便消费者提起诉讼。对符合《中华人民共和国民事诉讼法》起诉条件的消费者权益争议，必须受理，及时审理。

五、消费者组织

消费者协会履行下列公益性职责：

1.向消费者提供消费信息和咨询服务，提高消费者维护自身合法权益的能力，引导文明、健康、节约资源和保护环境的消费方式。

2.参与制定有关消费者权益的法律、法规、规章和强制性标准。

3.参与有关行政部门对商品和服务的监督、检查。

4.就有关消费者合法权益的问题，向有关部门反映、查询，提出建议。

5.受理消费者的投诉，并对投诉事项进行调查、调解。

6.投诉事项涉及商品和服务质量问题的，可以委托具备资格的鉴定人鉴定，鉴定人应当告知鉴定意见。

7.就损害消费者合法权益的行为，支持受损害的消费者提起诉讼或依照本法提起诉讼。

8.对损害消费者合法权益的行为，通过大众传播媒介予以揭露、批评。

六、消费者和经营者

发生消费者权益争议的，可以通过下列途径解决：

1.与经营者协商和解。

2.请求消费者协会或者依法成立的其他调解组织调解。

3.向有关行政部门投诉。

4.根据与经营者达成的仲裁协议提请仲裁机构仲裁。

5.向人民法院提起诉讼。

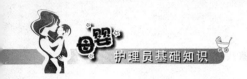

七、法律责任

经营者提供商品或者服务有下列情形之一的,除本法另有规定外,应当依照其他有关法律、法规的规定,承担民事责任:

1.商品或者服务存在缺陷的。

2.不具备商品应当具备的使用性能而出售时未作说明的。

3.不符合在商品或者其包装上注明采用的商品标准的。

4.不符合商品说明、实物样品等方式表明的质量状况的。

5.生产国家明令淘汰的商品或者销售失效、变质的商品的。

6.销售的商品数量不足的。

7.服务的内容和费用违反约定的。

8.对消费者提出的修理、重作、更换、退货、补足商品数量、退还货款和服务费用或者赔偿损失的要求,故意拖延或者无理拒绝的。

9.法律、法规规定的其他损害消费者权益的情形。

经营者对消费者未尽到安全保障义务,造成消费者损害的,应当承担侵权责任。

经营者提供商品或者服务,造成消费者或者其他受害人人身伤害的,应当赔偿医疗费、护理费、交通费等为治疗和康复支出的合理费用,以及因误工减少的收入。造成残疾的,还应当赔偿残疾生活辅助具费和残疾赔偿金。造成死亡的,还应当赔偿丧葬费和死亡赔偿金。经营者侵害消费者的人格尊严、侵犯消费者人身自由或者侵害消费者个人信息依法得到保护的权利的,应当停止侵害、恢复名誉、消除影响、赔礼道歉,并赔偿损失。经营者有侮辱诽谤、搜查身体、侵犯人身自由等侵害消费者或者其他受害人人身权益的行为,造成严重精神损害的,受害人可以要求精神损害赔偿。

八、附则

农民购买、使用直接用于农业生产的生产资料,参照本法执行。本法施行时间。

第六节 劳动法相关知识

《劳动法》是国家为了保护劳动者的合法权益,调整劳动关系,建立和维护适应社会主义市场经济的劳动制度,促进经济发展和社会进步,根据宪法而制定颁布的法律。《劳动法》于1994年7月5日经第八届全国人民代表大会通过,1995年1月1日起施行的;2009年8月27日由第十一届全国人民代表大会常务委员会第十次会议通过《全国人民代表大会常务委员会关于修改部分法律的决定》修正。

从广义上讲,《劳动法》是调整劳动关系的法律法规,以及调整与劳动关系密切相关的其他社会关系的法律规范的总称。其内容主要包括:劳动者的主要权利和义务;劳动就业方针政策及录用职工的规定;劳动合同的订立、变更与解除程序的规定;集体合同的签订与执行办法;工作时间与休息时间制度;劳动报酬制度;劳动卫生和安全技术规程等。

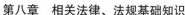

《劳动法》共十三章，五十七条，主要内容如下：

一、总则

明确了劳动关系双方的定义以及劳动者的权利和义务。劳动者享有平等就业和选择职业的权利、取得劳动报酬的权利、休息休假的权利、获得劳动安全卫生保护的权利、接受职业技能培训的权利、享受社会保险和福利的权利、提请劳动争议处理的权利以及法律规定的其他劳动权利。劳动者应当完成劳动任务，提高职业技能，执行劳动安全卫生规程，遵守劳动纪律和职业道德。

二、促进就业

国家支持劳动者自愿组织起来就业和从事个体经营实现就业。劳动者就业，不因民族、种族、性别、宗教信仰不同而受歧视。禁止用人单位招用未满十六周岁的未成年人。

三、劳动合同和集体合同

劳动合同是劳动者与用人单位确立劳动关系、明确双方权利和义务的协议。建立劳动关系应当订立劳动合同。订立和变更劳动合同，应当遵循平等自愿、协商一致的原则，不得违反法律、行政法规的规定。劳动合同依法订立即具有法律约束力，当事人必须履行劳动合同规定的义务。

（一）下列劳动合同无效

1.违反法律、行政法规的劳动合同。

2.采取欺诈、威胁等手段订立的劳动合同。

无效的劳动合同，从订立的时候起，就没有法律约束力。确认劳动合同部分无效的，如果不影响其余部分的效力，其余部分仍然有效。

（二）劳动合同应当以书面形式订立，并具备以下条款

1.劳动合同期限：分为有固定期限、无固定期限和以完成一定的工作为期限。

2.工作内容。

3.劳动保护和劳动条件。

4.劳动报酬。

5.劳动纪律。

6.劳动合同终止的条件。

7.违反劳动合同的责任。

劳动合同除前款规定的必备条款外，当事人可以协商约定其他内容。

（三）劳动者有下列情形之一的，用人单位可以解除劳动合同

1.在试用期间被证明不符合录用条件的。

2.严重违反劳动纪律或者用人单位规章制度的。

3.严重失职，营私舞弊，对用人单位利益造成重大损害的。

（四）劳动者有下列情形之一的，用人单位不得依据本法第二十六条、第二十七条的规定解除劳动合同

1.患职业病或者因工负伤并被确认丧失或者部分丧失劳动能力的。

2.患病或者负伤，在规定的医疗期内的。

3.女职工在孕期、产期、哺乳期内的。

4.法律、行政法规规定的其他情形。

（五）有下列情形之一的，用人单位可以解除劳动合同，但是应当提前三十日以书面形式通知劳动者本人

1.劳动者患病或者非因工负伤，医疗期满后，不能从事原工作也不能从事由用人单位另行安排的工作的。

2.劳动者不能胜任工作，经过培训或者调整工作岗位，仍不能胜任工作的。

3.劳动合同订立时所依据的客观情况发生重大变化，致使原劳动合同无法履行，经当事人协商不能就变更劳动合同达成协议的。

4.被依法追究刑事责任的。

（六）有下列情形之一的，劳动者可以随时通知用人单位解除劳动合同

1.在试用期内的。

2.用人单位以暴力、威胁或者非法限制人身自由的手段强迫劳动的。

3.用人单位未按照劳动合同约定支付劳动报酬或者提供劳动条件的。

四、工作时间和休息休假时间

国家实行劳动者每日工作时间不超过八小时、平均每周工作时间不超过四十四小时的工时制度。用人单位应当保证劳动者每周至少休息一日。

（一）有下列情形之一的，延长工作时间不受本法规定的限制

1.发生自然灾害、事故或者因其他原因，威胁劳动者生命健康和财产安全，需要紧急处理的。

2.生产设备、交通运输线路、公共设施发生故障，影响生产和公众利益，必须及时抢修的。

（二）有下列情形之一的，用人单位应当按照下列标准支付高于劳动者正常工作时间的工资报酬

1.安排劳动者延长工作时间的，支付不低于工资的百分之一百五十的工资报酬。

2.休息日安排劳动者工作又不能安排补休的，支付不低于工资的百分之二百的工资报酬。

3.法定休假日安排劳动者工作的，支付不低于工资的百分之三百的工资报酬。

五、工资

工资分配应当遵循按劳分配原则，实行同工同酬。国家实行最低工资保障制度。最低工资的具体标准由省、自治区、直辖市人民政府规定，报国务院备案。用人单位支付劳动者的工资不得低于当地最低工资标准。

确定和调整最低工资标准应当综合参考下列因素：

1.劳动者本人及平均赡养人口的最低生活费用。

2.社会平均工资水平。

3.劳动生产率。

4.就业状况。

5.地区之间经济发展水平的差异。

六、劳动安全卫生

用人单位必须建立、健全劳动安全卫生制度，严格执行国家劳动安全卫生规程和标准，对劳动者进行劳动安全卫生教育，防止劳动过程中的事故，减少职业危害。用人单位必须为劳动者提供符合国家规定的劳动安全卫生条件和必要的劳动防护用品，对从事有职业危害作业的劳动者应当定期进行健康检查。从事特种作业的劳动者必须经过专门培训并取得特种作业资格。劳动者在劳动过程中必须严格遵守安全操作规程。

七、女职工和未成年工特殊保护

国家对女职工和未成年工实行特殊劳动保护。未成年工是指年满十六周岁未满十八周岁的劳动者。用人单位应当对未成年工定期进行健康检查。不得安排未成年工从事矿山井下、有毒有害、国家规定的第四级体力劳动强度的劳动和其他禁忌从事的劳动。

女职工生育享受不少于九十天的产假。对怀孕七个月以上的女职工，不得安排其延长工作时间和夜班劳动。不得安排女职工在哺乳未满一周岁的婴儿期间从事国家规定的第三级体力劳动强度的劳动和哺乳期禁忌从事的其他劳动，不得安排其延长工作时间和夜班劳动。

八、职业培训

用人单位应当建立职业培训制度，按照国家规定提取和使用职业培训经费，根据本单位实际，有计划地对劳动者进行职业培训。从事技术工种的劳动者，上岗前必须经过培训。国家确定职业分类，对规定的职业制定职业技能标准，实行职业资格证书制度，由经过政府批准的考核鉴定机构负责对劳动者实施职业技能考核鉴定。

九、社会保险和福利

劳动者在下列情形下，依法享受社会保险待遇：

1.退休。

2.患病、负伤。

3.因工伤残或者患职业病。

4.失业。

5.生育。

十、劳动争议

用人单位与劳动者发生劳动争议，当事人可以依法申请调解、仲裁、提起诉讼，也可以协商解决。调解原则适用于仲裁和诉讼程序。劳动争议发生后，当事人可以向本单位劳动争议调解委员会申请调解；调解不成，当事人一方要求仲裁的，可以向劳动争议仲裁委员会申请仲裁。当事人一方也可以直接向劳动争议仲裁委员会申请仲裁。对仲裁裁决不服的，可以向人民法院提起诉讼。提出仲裁要求的一方应当自劳动争议发生之日起六十日内向劳动争议仲裁委员会提出书面申请。仲裁裁决一般应在收到仲裁申请的六十日内作出。对仲裁裁决无异议的，当事人必须履行。劳动争议当事人对仲裁裁决不服的，可以自收到仲裁裁决书之日起十五日内向人民法院提起诉讼。一方当事人在法定期限内不起诉又不履行仲裁裁决的，另一方当事人可以申请人民法院强制执行。

十一、监督检查

县级以上各级人民政府劳动行政部门依法对用人单位遵守劳动法律、法规的情况进行监督检查，对违反劳动法律、法规的行为有权制止，并责令改正。县级以上各级人民政府劳动行政部门监督检查人员执行公务，必须出示证件，秉公执法并遵守有关规定。

十二、法律责任

（一）用人单位有下列侵害劳动者合法权益情形之一的，由劳动行政部门责令支付劳动者的工资报酬、经济补偿，并可以责令支付赔偿金

1.克扣或者无故拖欠劳动者工资的。

2.拒不支付劳动者延长工作时间工资报酬的。

3.低于当地最低工资标准支付劳动者工资的。

4.解除劳动合同后，未依照本法规定给予劳动者经济补偿的。

（二）用人单位有下列行为之一，由公安机关对责任人员处以十五日以下拘留、罚款或者警告；构成犯罪的，对责任人员依法追究刑事责任

1.以暴力、威胁或者非法限制人身自由的手段强迫劳动的。

2.侮辱、体罚、殴打、非法搜查和拘禁劳动者的。

由于用人单位的原因订立的无效合同，对劳动者造成损害的，应当承担赔偿责任。劳动者违反本法规定的条件解除劳动合同或者违反劳动合同中约定的保密事项，对用人单位造成经济损失的，应当依法承担赔偿责任。

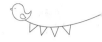

十三、附则

本法的生效日期和溯及力。

第七节　劳动合同法相关知识

2007年6月29日第十届全国人民代表大会常务委员会第二十八次会议通过，自2008年1月1日起施行的《劳动合同法》是为了完善劳动合同制度，明确劳动合同双方当事人的权利和义务，保护劳动者的合法权益，构建和发展和谐稳定的劳动关系而制定的法律。劳动合同是在明确劳动合同双方当事人的权利和义务的前提下，侧重于对劳动者合法权益的保护，因此也被誉为劳动者的"保护伞"，为构建与发展和谐稳定的劳动关系提供了法律保障。作为我国劳动保障法制建设进程中的一个重要里程碑，《劳动合同法》的颁布实施有着深远的意义。《劳动合同法》共八章，九十八条，主要内容如下：

一、总则

阐述了立法的目的，本法的适用范围，订立劳动合同的劳动单位和劳动者应履行的义务，用人单位应依法建立和完善劳动规章制度，保障劳动者享有劳动权利、履行劳动义务。县级以上人民政府劳动行政部门会同工会和企业方面代表，建立健全协调劳动关系三方机制，共同研究解决有关劳动关系的重大问题。工会应当帮助、指导劳动者与用人单位依法订立和履行劳动合同，并与用人单位建立集体协商机制，维护劳动者的合法权益。

二、劳动合同的订立

用人单位自用工之日起即与劳动者建立劳动关系。建立劳动关系，应当订立书面劳动合同。已建立劳动关系，未同时订立书面劳动合同的，应当自用工之日起一个月内订立书面劳动合同。用人单位与劳动者在用工前订立劳动合同的，劳动关系自用工之日起建立。劳动合同分为固定期限劳动合同、无固定期限劳动合同和以完成一定工作任务为期限的劳动合同。固定期限劳动合同，是指用人单位与劳动者约定合同终止时间的劳动合同。无固定期限劳动合同，是指用人单位与劳动者约定无确定终止时间的劳动合同。以完成一定工作任务为期限的劳动合同，是指用人单位与劳动者约定以某项工作的完成为合同期限的劳动合同。

有下列情形之一，劳动者提出或者同意续订、订立劳动合同的，除劳动者提出订立固定期限劳动合同外，应当订立无固定期限劳动合同：

1.劳动者在该用人单位连续工作满十年的。

2.用人单位初次实行劳动合同制度或者国有企业改制重新订立劳动合同时，劳动者在该用人单位连续工作满十年且距法定退休年龄不足十年的。

3.连续订立二次固定期限劳动合同，且劳动者没有本法第三十九条和第四十条第一

项、第二项规定的情形，续订劳动合同的。用人单位自用工之日起满一年不与劳动者订立书面劳动合同的，视为用人单位与劳动者已订立无固定期限劳动合同。

劳动合同由用人单位与劳动者协商一致，并经用人单位与劳动者在劳动合同文本上签字或者盖章生效。劳动合同文本由用人单位和劳动者各执一份。

劳动合同应当具备以下条款：

1.用人单位的名称、住所和法定代表人或者主要负责人。

2.劳动者的姓名、住址和居民身份证或者其他有效身份证件号码。

3.劳动合同期限。

4.工作内容和工作地点。

5.工作时间和休息休假。

6.劳动报酬。

7.社会保险。

8.劳动保护、劳动条件和职业危害防护。

9.法律、法规规定应当纳入劳动合同的其他事项。

劳动合同除前款规定的必备条款外，用人单位与劳动者可以约定试用期、培训、保守秘密、补充保险和福利待遇等其他事项。

下列劳动合同无效或者部分无效：

1.以欺诈、胁迫的手段或者乘人之危，使对方在违背真实意思的情况下订立或者变更劳动合同的。

2.用人单位免除自己的法定责任、排除劳动者权利的。

3.违反法律、行政法规强制性规定的。对劳动合同的无效或者部分无效有争议的，由劳动争议仲裁机构或者人民法院确认。

劳动合同部分无效，不影响其他部分效力的，其他部分仍然有效。劳动合同被确认无效，劳动者已付出劳动的，用人单位应当向劳动者支付劳动报酬。劳动报酬的数额，参照本单位相同或者相近岗位劳动者的劳动报酬确定。

用人单位未在用工的同时订立书面劳动合同，与劳动者约定的劳动报酬不明确的，新招用的劳动者的劳动报酬按照集体合同规定的标准执行；没有集体合同或者集体合同未规定的，实行同工同酬。劳动合同对劳动报酬和劳动条件等标准约定不明确，引发争议的，用人单位与劳动者可以重新协商；协商不成的，适用集体合同规定；没有集体合同或者集体合同未规定劳动报酬的，实行同工同酬。劳动者在试用期的工资不得低于本单位相同岗位最低档工资或者劳动合同约定工资的百分之八十，并不得低于用人单位所在地的最低工资标准。

用人单位为劳动者提供专项培训费用，对其进行专业技术培训的，可以与该劳动者订立协议，约定服务期。劳动者违反服务期约定的，应当按照约定向用人单位支付违约金。违约金的数额不得超过用人单位提供的培训费用。

用人单位与劳动者可以在劳动合同中约定保守用人单位的商业秘密和与知识产权相关的保密事项。竞业限制的人员限于用人单位的高级管理人员、高级技术人员和其他负有保密义务的人员。竞业限制的范围、地域、期限由用人单位与劳动者约定，竞业限制的约定

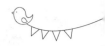

不得违反法律、法规的规定。

三、劳动合同的履行和变更

用人单位与劳动者应当按照劳动合同的约定，全面履行各自的义务。用人单位应当按照劳动合同约定和国家规定，向劳动者及时足额支付劳动报酬。用人单位应当严格执行劳动定额标准，不得强迫或者变相强迫劳动者加班。劳动者拒绝用人单位管理人员违章指挥、强令冒险作业的，不视为违反劳动合同。用人单位变更名称、法定代表人、主要负责人或者投资人等事项，不影响劳动合同的履行。用人单位发生合并或者分立等情况，原劳动合同继续有效，劳动合同由承继其权利和义务的用人单位继续履行。用人单位与劳动者协商一致，可以变更劳动合同约定的内容。变更劳动合同，应当采用书面形式。变更后的劳动合同文本由用人单位和劳动者各执一份。

四、劳动合同的解除和终止

用人单位与劳动者协商一致，可以解除劳动合同。劳动者提前三十日以书面形式通知用人单位，可以解除劳动合同。劳动者在试用期内提前三日通知用人单位，可以解除劳动合同。

用人单位有下列情形之一的，劳动者可以解除劳动合同：

1.未按照劳动合同约定提供劳动保护或者劳动条件的。

2.未及时足额支付劳动报酬的。

3.未依法为劳动者缴纳社会保险费的。

4.用人单位的规章制度违反法律、法规的规定，损害劳动者权益的。

5.因本法第二十六条第一款规定的情形致使劳动合同无效的。

6.法律、行政法规规定劳动者可以解除劳动合同的其他情形。用人单位以暴力、威胁或者非法限制人身自由的手段强迫劳动者劳动的，或者用人单位违章指挥、强令冒险作业危及劳动者人身安全的，劳动者可以立即解除劳动合同，不需事先告知用人单位。

劳动者有下列情形之一的，用人单位可以解除劳动合同：

1.在试用期间被证明不符合录用条件的。

2.严重违反用人单位的规章制度的。

3.严重失职，营私舞弊，给用人单位造成重大损害的。

4.劳动者同时与其他用人单位建立劳动关系，对完成本单位的工作任务造成严重影响，或者经用人单位提出，拒不改正的。

5.因本法第二十六条第一款第一项规定的情形致使劳动合同无效的。

6.被依法追究刑事责任的。

有下列情形之一的，用人单位提前三十日以书面形式通知劳动者本人或者额外支付劳动者一个月工资后，可以解除劳动合同：

1.劳动者患病或者非因工负伤，在规定的医疗期满后不能从事原工作，也不能从事由用人单位另行安排的工作的。

2.劳动者不能胜任工作，经过培训或者调整工作岗位，仍不能胜任工作的。

3.劳动合同订立时所依据的客观情况发生重大变化，致使劳动合同无法履行，经用人单位与劳动者协商，未能就变更劳动合同内容达成协议的。

有下列情形之一，需要裁减人员二十人以上或者裁减不足二十人但占企业职工总数百分之十以上的，用人单位提前三十日向工会或者全体职工说明情况，听取工会或者职工的意见后，裁减人员方案经向劳动行政部门报告，可以裁减人员：

1.依照企业破产法规定进行重整的。

2.生产经营发生严重困难的。

3.企业转产、重大技术革新或者经营方式调整，经变更劳动合同后，仍需裁减人员的。

4.其他因劳动合同订立时所依据的客观经济情况发生重大变化，致使劳动合同无法履行的。

裁减人员时，应当优先留用下列人员：

1.与本单位订立较长期限的固定期限劳动合同的。

2.与本单位订立无固定期限劳动合同的。

3.家庭无其他就业人员，有需要扶养的老人或者未成年人的。用人单位依照第四十一条第一款规定裁减人员，在六个月内重新招用人员的，应当通知被裁减的人员，并在同等条件下优先招用被裁减的人员。

劳动者有下列情形之一的，用人单位不得解除劳动合同：

1.从事接触职业病危害作业的劳动者未进行离岗前职业健康检查，或者疑似职业病病人在诊断或者医学观察期间的。

2.在本单位患职业病或者因工负伤并被确认丧失或者部分丧失劳动能力的。

3.患病或者非因工负伤，在规定的医疗期内的。

4.女职工在孕期、产期、哺乳期的。

5.在本单位连续工作满十五年，且距法定退休年龄不足五年的。

6.法律、行政法规规定的其他情形。

有下列情形之一的，劳动合同终止：

1.劳动合同期满的。

2.劳动者开始依法享受基本养老保险待遇的。

3.劳动者死亡，或者被人民法院宣告死亡或者宣告失踪的。

4.用人单位被依法宣告破产的。

5.用人单位被吊销营业执照、责令关闭、撤销或者用人单位决定提前解散的。

6.法律、行政法规规定的其他情形。

经济补偿按劳动者在本单位工作的年限，每满一年支付一个月工资的标准向劳动者支付。六个月以上不满一年的，按一年计算；不满六个月的，向劳动者支付半个月工资的经济补偿。劳动者月工资高于用人单位所在直辖市、设区的市级人民政府公布的本地区上年度职工月平均工资三倍的，向其支付经济补偿的标准按职工月平均工资三倍的数额支付，向其支付经济补偿的年限最高不超过十二年。本条所称月工资是指劳动者在劳动合同解除或者终止前十二个月的平均工资。

用人单位违反本法规定解除或者终止劳动合同，劳动者要求继续履行劳动合同的，用

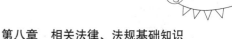

人单位应当继续履行；劳动者不要求继续履行劳动合同或者劳动合同已经不能继续履行的，用人单位应当依照本法规定的两倍支付赔偿金。

用人单位应当在解除或者终止劳动合同时出具解除或者终止劳动合同的证明，并在十五日内为劳动者办理档案和社会保险关系转移手续。劳动者应当按照双方约定，办理工作交接。用人单位依照本法有关规定应当向劳动者支付经济补偿的，在办结工作交接时支付。用人单位对已经解除或者终止的劳动合同的文本，至少保存两年备查。

五、特别规定

本章中详细阐述了集体合同、劳务派遣和非全日制用工的相关法律规定。其中，非全日制用工，是指以小时计酬为主，劳动者在同一用人单位一般平均每日工作时间不超过四小时，每周工作时间累计不超过二十四小时的用工形式。非全日制用工双方当事人可以订立口头协议。从事非全日制用工的劳动者可以与一个或者一个以上用人单位订立劳动合同；但是，后订立的劳动合同不得影响先订立的劳动合同的履行。非全日制用工双方当事人不得约定试用期。非全日制用工双方当事人任何一方都可以随时通知对方终止用工。终止用工，用人单位不向劳动者支付经济补偿。非全日制用工小时计酬标准不得低于用人单位所在地人民政府规定的最低小时工资标准。非全日制用工劳动报酬结算支付周期最长不得超过十五日。

六、监督检查

国务院劳动行政部门负责全国劳动合同制度实施的监督管理。县级以上地方人民政府劳动行政部门负责本行政区域内劳动合同制度实施的监督管理。县级以上各级人民政府劳动行政部门在劳动合同制度实施的监督管理工作中，应当听取工会、企业方面代表以及有关行业主管部门的意见。任何组织或者个人对违反本法的行为都有权举报，县级以上人民政府劳动行政部门应当及时核实、处理，并对举报有功人员给予奖励。

七、法律责任

规定了用人单位、劳务派遣单位、个人承包经营违反本法时的处理办法、应承担的责任及相关规定。

八、附则

事业单位与实行聘用制的工作人员订立、履行、变更、解除或者终止劳动合同，法律、行政法规或者国务院另有规定的，依照其规定；未作规定的，依照本法有关规定执行。本法施行前已依法订立且在本法施行之日存续的劳动合同，继续履行；本法的生效日期。

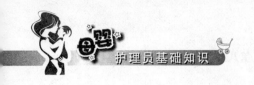

第八节　母婴护理机构服务标准相关知识

随着国家及各省、市对于母婴护理服务的逐步重视，各地及国家有关机构相继发布了有关母婴护理服务方面的规范标准。如2012年7月3日由河北省质量技术监督局发布的母婴护理服务规范；2013年7月22日由吉林省质量技术监督局发布的《母婴护理服务质量规范》；2013年9月9日由辽宁省质量技术监督局发布的《家庭服务母婴护理服务规范》；2014年7月8日由江西省质量技术监督局发布的《母婴生活护理员（月嫂）服务质量规范》；2014年12月29日由福建省质量技术监督局发布的《母婴护理服务规范》；2015年7月3日由国家质量监督检验检疫总局和国家标准化管理委员会联合发布的隶属于家政服务范畴的《家政服务母婴生活护理服务质量规范》等服务规范性文件中均涉及母婴护理机构的服务标准。

母婴护理机构主要指的是依法设立并经营母婴护理生活服务活动的服务性机构。这类机构应具备固定的经营场所、人员和设施，在某些地方性规定中对于母婴护理机构的经营场所面积、应具备的管理人员数量、应具备的签约服务人员数量及应具备的基本设施及其数量均有详细规定。母婴护理机构应在其经营场所的醒目位置悬挂有关证照，包括服务项目、收费标准、规章制度、岗位职责、投诉监督电话等。母婴护理机构应做好员工的岗前培训，规范服务流程，保障母婴护理服务的质量。

在人力资源管理方面，母婴护理服务机构的负责人应具备相应的母婴护理服务经营管理及组织领导能力，并定期参加行业内培训。管理人员应掌握机构的规章制度和业务流程，具备相应的管理和协调能力，做好相互监督工作。母婴护理服务机构内的服务人员应具有良好的道德素质，具备相应的资格证书、身份证明、健康证明及与其服务等级相对应的服务技能和水平，并定期参加职业培训。

在培训方面，母婴护理服务机构应完善员工培训体系，对不同级别的母婴护理服务人员应具有不同的培训计划、培训大纲及培训档案。要求定期开展母婴护理服务人员培训。培训内容应至少包括相关的法律法规、母婴护理员的职业道德及行为规范、母婴护理服务所需的知识技能、产妇及婴儿日常安全及保健知识等。母婴护理服务机构也可委托第三方培训机构对母婴护理员进行定期培训。

在档案管理方面，母婴护理服务机构应做好签约母婴服务人员的个人档案、劳动合同、培训档案、奖惩记录等相关材料的档案保存。母婴护理服务机构还应做好客户的资料、服务合同、服务质量反馈、投诉及处理材料等档案的保存，并做好保密工作。

学习小结

一、学习内容

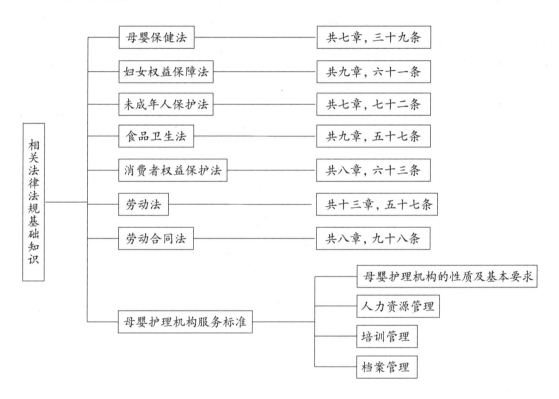

相关法律法规基础知识
- 母婴保健法 —— 共七章，三十九条
- 妇女权益保障法 —— 共九章，六十一条
- 未成年人保护法 —— 共七章，七十二条
- 食品卫生法 —— 共九章，五十七条
- 消费者权益保护法 —— 共八章，六十三条
- 劳动法 —— 共十三章，五十七条
- 劳动合同法 —— 共八章，九十八条
- 母婴护理机构服务标准
  - 母婴护理机构的性质及基本要求
  - 人力资源管理
  - 培训管理
  - 档案管理

二、学习方法

1.结合身边实际案例进行各项法律条例的研读和运用。

2.了解母婴护理机构服务标准的发展情况，主要的标准包括人力资源管理、培训体系建设、档案管理等几个方面。

复习思考题

1.《母婴保健法》的立法目的是什么?

2.婚前保健包括哪些主要内容?

3.孕产期保健服务包括哪些主要内容?

4.妇女依法享有哪些权利?

5.保护未成年人应遵循哪些原则?

6.消费者和经营者发生消费者权益争议可通过什么途径解决?

7.劳动合同有哪些签订要求?

8.母婴护理机构服务标准主要包括哪几部分?

（王彦）

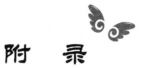

附　录

附表1-1　母婴护理员（初级）技能要求

职业功能	工作内容	技能要求	相关知识
一、产妇分娩准备指导	分娩准备指导	1.能识别待产妇先兆临产和临产征象 2.能协助待产妇及家属做好分娩前的物品准备	1.先兆临产和临产表现 2.分娩物品准备知识
二、产妇日常生活照护	（一）清洁卫生	1.能为产妇做好室内通风，保持室内清洁	1.产褥期环境卫生知识
		2.能为产妇及时擦干褥汗，更衣，更换床单，以及清洗整理产妇衣物、被服等个人物品	2.更换、清洗床单的方法
		3.能协助产妇进行沐浴、口腔护理	3.产褥期产妇的皮肤排泄特点及沐浴的注意事项，产褥期产妇口腔护理的注意事项
		4.能协助产妇进行乳房清洁	4.产褥期产妇乳房清洁注意事项
		5.能协助产妇进行外阴清洁	5.产褥期产妇外阴清洁注意事项
	（二）睡眠照护	1.能为产妇营造适宜的睡眠环境	1.休息与产褥期恢复及乳汁分泌的关系
		2.能识别影响产妇睡眠的环境因素并予以解决	2.产妇睡眠环境需求（温度、光线、声音、通风等）
	（三）膳食照护	能根据产妇是否哺乳及乳汁分泌情况，制作营养均衡的月子餐	1.产褥期产妇的营养需求及饮食原则 2.月子餐制作相关知识
	（四）排泄照护	1.能协助产妇正常如厕 2.能促进产妇正常排尿 3.能使用按摩手法辅助产妇排便	1.产褥期产妇泌尿系统的特点 2.促进正常排尿护理方法 3.产褥期产妇消化系统的特点和按摩辅助排便的方法
	（五）安全防护	能对产妇进行扶、抱、搬、移	产妇扶、抱、搬、移方法及注意事项
三、产妇专业照护	（一）观察	1.能观察产妇体温是否正常	1.产褥期产妇体温的正常范围和测量方法
		2.能观察产妇恶露的颜色、气味、性质及量	2.产褥期产妇恶露特点及观察要点

143

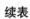

职业功能	工作内容	技能要求	相关知识
三、产妇专业照护	（二）会阴护理	1.能识别产妇会阴及会阴伤口的异常 2.能帮助产妇进行会阴擦洗	1.会阴及会阴伤口的观察要点 2.会阴擦洗的注意事项
	（三）乳房护理	1.能观察产妇母乳是否分泌正常 2.能协助产妇进行乳房的一般护理 3.能采取预防措施预防产妇乳汁淤积 4.能对乳汁淤积的乳房进行护理	1.产褥期产妇乳汁分泌特点 2.产褥期产妇乳房的一般护理方法 3.预防乳汁淤积的方法 4.乳汁淤积的乳房护理方法
	（四）消毒	能用常规消毒方法对吸奶器、便器等产妇常用物品进行清洁和消毒	消毒灭菌的相关知识
	（五）护理记录	能进行简单的护理记录	护理记录的相关知识
四、产后运动与康复	康复活动	能根据产妇身体状况协助产妇下床活动	产褥期产妇活动的注意事项
五、产妇心理护理	沟通	能与产妇进行有效沟通，了解产妇的心理需要	1.产褥期妇女的心理特点 2.人际沟通技巧
六、新生儿日常生活照护	（一）清洁卫生	1.能保持新生儿居室卫生 2.能为新生儿进行眼、耳、口、鼻及外阴清洁 3.能为新生儿沐浴 4.能为新生儿正确穿脱衣服和包裹新生儿 5.能为新生儿修剪指（趾）甲	1.新生儿居室的环境要求 2.新生儿眼、耳、口、鼻及外阴的清洁方法及注意事项 3.新生儿沐浴知识及注意事项 4.为新生儿穿脱衣服和包裹新生儿的方法及注意事项 5.新生儿修剪指（趾）甲注意事项
	（二）睡眠照护	1.能为新生儿营造适宜的睡眠环境 2.能为新生儿放置正确的睡姿 3.能观察新生儿睡眠情况，告知并记录异常变化	1.新生儿睡眠环境需求（温度、光线、声音、通风、睡具等） 2.新生儿睡眠的最佳姿势 3.新生儿睡眠照料基本知识
	（三）膳食照护	1.能指导并协助产妇进行母乳喂养 2.能协助产妇进行人工喂养或混合喂养 3.能采取预防措施减少新生儿吐奶	1.母乳喂养的重要性、喂养方法及注意事项 2.人工喂养和混合喂养的喂养方法及注意事项 3.新生儿消化系统生理特点及喂养注意事项

职业功能	工作内容	技能要求	相关知识
六、新生儿日常生活照护	（四）排泄照护	1.能进行新生儿排便后的清洁处理 2.能为新生儿更换尿布（尿布及纸尿裤） 3.能为新生儿进行臀部护理 4.能采集新生儿的两便常规标本	1.新生儿消化系统特点及正常排便的规律和特性 2.新生儿尿布的选择、使用、换洗方法 3.新生儿臀部护理方法 4.新生儿两便标本采集方法
	（五）安全防护	1.能正确抱、放新生儿 2.能正确使用保护器具 3.能识别并预防新生儿常见意外伤害	1.新生儿的正确抱、放方法 2.相关保护器具应用操作知识 3.常见意外伤害（呛奶、窒息、烫伤、捂热综合征等）的原因和预防方法
七、新生儿专业照护	（一）观察	1.能测量新生儿的体温（腋温） 2.能测量新生儿体重、身长 3.能识别新生儿眼、耳、口、鼻及外阴的异常 4.能识别新生儿皮肤的异常 5.能识别新生儿脐部的异常 6.能识别新生儿大小便的异常 7.能初步判断新生儿生理性啼哭的原因	1.新生儿体温的测量方法及正常值范围 2.测量器具的选择及使用知识 3.新生儿眼、耳、口、鼻及外阴的观察要点 4.新生儿皮肤的观察要点 5.新生儿脐部的观察要点 6.新生儿大小便的观察要点 7.新生儿生理性啼哭的常见原因及特点
	（二）脐部护理	能为新生儿进行日常脐部清洁及护理	新生儿日常脐部护理要点
	（三）消毒	能为新生儿餐具、玩具、卧具、家具定期进行清洁消毒	餐具、卧具、玩具、家具清洁和消毒的方法
	（四）常见异常的护理	1.能及时发现新生儿常见的腹泻、呕吐、发热、惊厥等症状并告知 2.能为患病新生儿正确喂药	1.新生儿常见症状相关知识 2.新生儿喂药方法
	（五）意外伤害处理	1.能及时告知新生儿烫伤、摔伤、外伤出血等意外，并采取初步应急措施 2.能及时告知新生儿呛奶、误吸情况，并采取初步应急措施	1.居家、户外常见意外伤害的处理办法 2.新生儿哺乳姿势及奶具的选择，新生儿呛奶、误吸现场救助的程序及方法

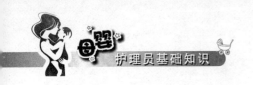

职业功能	工作内容	技能要求	相关知识
七、新生儿专业照护	（六）预防接种	能按时提醒家长让新生儿接受预防接种	国家计划免疫要求
	（七）护理记录	能进行简单的护理记录	护理记录的相关知识
八、新生儿早期教育	促进生长发育	1.能为新生儿进行抚触	1.新生儿抚触的目的、方法及注意事项
		2.能为新生儿进行水浴、日光浴及空气浴	2.三浴的目的、方法及注意事项

附表1-2 母婴护理师（中级）技能要求

职业功能	工作内容	技能要求	相关知识
一、产妇分娩准备指导	分娩准备指导	1.能向待产妇宣讲分娩疼痛相关知识 2.能向待产妇宣讲非药物性分娩镇痛方法 3.能识别待产妇的情绪变化，缓解其紧张心理	1.分娩疼痛的特点及产生机制 2.非药物性分娩镇痛方法 3.待产妇的心理特点及沟通技巧
二、产妇日常生活照护	（一）睡眠照护	能识别造成产妇睡眠障碍的身心原因并提出改善建议	产褥期产妇的身心变化与睡眠的关系
	（二）膳食照护	能根据产妇身体状况、乳汁分泌情况、个人喜好，制作营养均衡的月子餐	1.哺乳期产妇的食疗原则 2.月子餐参考食谱
三、产妇专业照护	（一）观察	1.能测量产妇脉搏、呼吸和血压等生命体征 2.能观察子宫复旧是否正常	1.生命体征数值范围与测量方法 2.产褥期产妇子宫复旧特点及观察要点
	（二）会阴护理	能帮助产妇进行异常会阴伤口的家庭护理	异常会阴伤口的护理方法
	（三）乳房护理	1.能协助乳头异常（乳头内陷、扁平、过小、过大）的产妇进行母乳喂养 2.能帮助产妇对乳头皲裂进行护理	1.乳头异常的母乳喂养方法 2.乳头皲裂的护理方法
	（四）剖宫产后切口护理	1.能观察切口恢复情况 2.能帮助产妇对剖宫产后腹部切口进行家庭护理	1.切口观察要点 2.切口护理及清洁方法

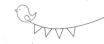

职业功能	工作内容	技能要求	相关知识
三、产妇专业照护	（五）护理记录	1.能规范书写产妇护理记录 2.能对护理记录进行保管	1.产妇护理记录相关知识 2.护理文件保管的相关知识
四、产后运动与康复	康复运动	能根据产妇恢复情况指导其进行运动锻炼	产妇运动锻炼方法及注意事项
五、产妇心理护理	沟通与协调	1.能识别产妇的情绪变化，并能与其进行心理沟通 2.能对产妇家庭成员中存在的不和谐现象与矛盾进行分析指导	1.产褥期妇女的心理特点及常见心理问题 2.心理咨询的技巧
六、新生儿日常生活照护	（一）睡眠照护	1.能识别影响新生儿睡眠质量的原因并提出改善建议 2.能纠正新生儿睡眠的不良习惯	1.新生儿睡眠的节律性及其与生长发育的关系 2.影响新生儿睡眠质量的常见原因及评估方法
	（二）膳食照护	1.能根据母乳喂养状况及新生儿的生长发育情况选择合适的喂养方式 2.能根据新生儿身体状况为其选择配方奶	1.混合喂养和人工喂养适应证 2.配方奶选择的注意事项
七、新生儿专业照护	（一）观察	1.能测量新生儿的脉搏、呼吸等生命体征 2.能初步识别生理性黄疸和病理性黄疸 3.能观察新生儿食欲及喂养是否满足 4.能识别生理性啼哭和病理性啼哭 5.能观察新生儿用药后的反应	1.新生儿生命体征测量方法与正常值范围 2.新生儿黄疸相关知识 3.新生儿喂养评估方法 4.新生儿啼哭相关知识 5.新生儿用药基本知识
	（二）脐部护理	能遵医嘱为新生儿进行脐炎的家庭护理	新生儿脐炎的护理方法
	（三）消毒	1.能使用常用物理、化学消毒方法进行消毒 2.能针对新生儿的生理特点选择常用消毒剂 3.能对传染病进行简单隔离	1.消毒隔离的操作方法 2.常用消毒用品的相关知识 3.传染病隔离方法

职业功能	工作内容	技能要求	相关知识
七、新生儿专业照护	（四）常见异常的护理	1.能对新生儿尿布皮炎、肛门周围感染进行初步处理 2.能遵医嘱对新生儿黄疸、脓疱疮、湿疹、鹅口疮等疾病进行家庭护理	1.新生儿尿布皮炎、肛门周围感染护理方法 2.新生儿黄疸、脓疱疮、湿疹、鹅口疮的护理方法
	（五）意外伤害处理	1.能对呼吸、心搏骤停的新生儿进行胸外心肺复苏 2.能遵医嘱为新生儿进行氧气吸入操作	1.新生儿胸外心肺复苏的方法及注意事项 2.新生儿氧气吸入的方法及注意事项
	（六）预防接种	能向家长宣教预防接种的重要性及程序	1.接种与预防疾病的关系 2.预防接种的程序及要求
	（七）护理记录	1.能规范书写新生儿护理记录 2.能对护理记录进行保管	1.书写护理记录的相关知识 2.护理文件保管的相关知识
八、新生儿早期教育	行为训练	1.能为新生儿进行感知觉训练 2.能为新生儿进行被动运动训练	1.新生儿感知觉训练的方法及注意事项 2.新生儿被动运动方法及注意事项

附表1-3 母婴护理师（高级）技能要求

职业功能	工作内容	技能要求	相关知识
一、产妇分娩准备指导	分娩准备指导	能向待产妇宣讲正常分娩相关知识，促进正常分娩	1.正常分娩相关知识 2.健康教育方法
二、产妇专业照护	异常产褥护理	1.能对常见异常产褥进行预防指导 2.能协助产妇及其家属遵医嘱对产褥期感染进行护理 3.能协助产妇及其家属遵医嘱对产后出血进行护理 4.能协助产妇及其家属遵医嘱对急性乳腺炎进行护理	1.常见产褥异常的相关知识 2.产褥感染的表现、处理原则及护理要点 3.产后出血的表现、处理原则及护理要点 4.急性乳腺炎的表现、处理原则及护理要点
三、产后运动与康复	康复计划	能根据产妇身体状况制定个性化产后训练计划	1.产褥期产妇的生理特点 2.产褥期产妇的运动原则 3.适合产褥期进行的恢复体操 4.针对产后常见身体异常情况的运动方法

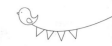
职业功能	工作内容	技能要求	相关知识
四、产妇心理护理	心理保健	1．能对产妇产褥期、哺乳期常见心理问题进行宣教 2．能观察并分析产妇心理变化的原因 3．能对产妇的不良情绪进行疏导	1．产褥期、哺乳期常见心理问题的相关知识 2．产后抑郁症的病因及防治知识 3．心理疏导的方法及技巧
五、新生儿专业照护	（一）常见异常的护理	1．能协助产妇及其家属遵医嘱对有呕吐、发热、惊厥、腹泻等异常症状的新生儿进行护理 2．能协助产妇及其家属遵医嘱对早产新生儿进行护理	1．患病新生儿护理要点 2．早产新生儿护理要点
	（二）意外伤害处理	1．能消除造成新生儿常见意外的环境因素 2．能辅助医务人员对有内出血、骨折的新生儿进行初步固定和搬移	1．新生儿常见意外环境因素的改善措施 2．止血、包扎与固定方法及注意事项
	（三）护理记录	1．能指导家长记录新生儿生长发育情况 2．能识别新生儿生长发育异常情况	1．生长发育记录及曲线绘制方法 2．新生儿生长发育特点及相关知识
六、新生儿早期教育	（一）行为训练	能为新生儿进行五项行为训练	新生儿五项行为训练的方法及注意事项
	（二）母子情感交流	1．能指导产妇完成新生儿抚触 2．能指导产妇完成新生儿水浴、日光浴及空气浴 3．能指导产妇完成新生儿被动训练	1．新生儿抚触的目的、方法及注意事项 2．三浴的目的、方法及注意事项 3．新生儿被动训练的指导方法及要求
七、培训与指导	（一）理论培训	能对母婴护理员进行基础理论培训	1．培训教学的基本方法 2．现代教育手段及方法
	（二）技能指导	能对母婴护理员的实践操作给予指导	

附表1-4 技师技能要求

职业功能	工作内容	技能要求	相关知识
一、产妇专业照护	护理程序	1.能对产妇的健康状况进行评估 2.能根据产妇健康状况制定个性化护理计划 3.能评价护理计划的实施效果	护理程序相关知识
二、新生儿专业照护	护理程序	1.能对新生儿的健康状况进行评估 2.能根据新生儿健康状况制定个性化护理计划 3.能评价护理计划的实施效果	护理程序相关知识
三、培训与指导	（一）理论培训	1.能对中级母婴护理员、高级母婴护理员进行评估和培训 2.能制定中级母婴护理员、高级母婴护理员的培训计划 3.能评价中级母婴护理员、高级母婴护理员的培训效果	1.熟悉中级、高级母婴护理员的工作内容及要求，熟悉评估的方法及培训与指导的基本方法 2.培训计划的编制要求 3.培训效果评价的方法
	（二）技能指导	能对中级母婴护理员、高级母婴护理员的实践操作给予指导	
四、护理管理	质量管理	1.能制订家庭母婴护理质量控制方案 2.能对家庭母婴护理技术操作规程的实施进行管理 3.能对家庭母婴护理机构护理质量的实施进行管理 4.能运用现代化办公设备进行管理	1.家庭母婴护理服务质量管理相关知识 2.母婴护理技术操作规程相关知识 3.母婴护理机构服务质量管理相关知识 4.现代化办公相关知识
五、研究与创新	（一）文献研究	1.能进行文献检索 2.能总结和整合原始研究结果	1.文献检索方法 2.分析与处理数据的方法
	（二）技术创新	能在家庭母婴护理技术方面进行创新	解决技术指导疑难问题的相关知识

参考文献

［1］李小妹.护理学导论［M］.北京：人民卫生出版社，2012.

［2］姜小鹰，史瑞芬，魏万宏.护理伦理学［M］.北京：中国劳动社会保障出版社，2013.

［3］王珊，许虹，张晶.我国母婴护理员现状研究［J］.齐鲁护理杂志，2016，22（1）：60－62.

［4］王珊.母婴护理员职业标准的构建［D］.杭州师范大学学报，2016：40－61.

［5］丁昀.育婴员（基础知识）［M］.北京：中国劳动社会保障出版社，2013.

［6］谢幸，苟文丽.妇产科学［M］.北京：人民卫生出版社，2013.

［7］郑修霞.妇产科护理学［M］.北京：人民卫生出版社，2012.

［8］许红.妇产科护理学［M］.长春：吉林科学技术出版社，2011.

［9］江帆.分娩优生指导［M］.北京：中国人口出版社，2010.

［10］赵嘉然.母婴护理［M］.北京：中国劳动社会保障出版社，2013.

［11］纪向虹.孕产妇保健全书［M］.青岛：青岛出版社，2011.

［12］徐文.坐月子全程必读［M］.北京：中国人口出版社，2012.

［13］张爱珍.临床营养学［M］.北京：人民卫生出版社，2012.

［14］邓宝平，张秋霞.探讨早吸吮对产妇初乳分泌时间及乳量的影响［J］.中国现代药物应用，2015，9（9）：262－263.

［15］贾兴芳.图解孕产期营养饮食全程指导［M］.北京：中医古籍出版社，2013.

［16］刘宴伟，徐龙昌，周立平，等.初产妇与经产妇产后宫缩痛、泌乳、排尿及恶露对比分析［J］.护理学报，2013，20（7B）：55－46.

［17］刘萍花.产后抑郁影响因素及护理策略分析［J］.中国妇幼保健，2015，29（33）：5402－5403.

［18］李珍.产妇的新生儿性别满意度对产后出血的影响［J］.护理学报，2011，18（2）：38－40.

［19］陈蔚琳.剖宫产术后子宫瘢痕缺损及再次妊娠的风险评估［J］.中华妇产科，2015，50（9）：718－720.

［20］张秀琼.腹壁横切口对再次剖宫产术影响的临床分析［J］.中国医药指南，2013，11（13）：516.

［21］李燕，张雪英.经产妇剖宫产416例临床分析［J］.中国医师，2010，12（1）：104－105.

［22］赵晓红.产妇产褥期的心理状态分析及护理对策研究［J］.吉林医学，2012，33（25）：5564－5565.

［23］任东健.初产妇与经产妇阴道分娩后压力性尿失禁及盆腔器官脱垂发生情况的比

较［J］.广东医学院学报,2010,28（3）:289-290.

［24］刘文娜,闫瑞霞.妇产科护理［M］.北京:人民卫生出版社,2015.

［25］夏海鸥.妇产科护理学［M］.北京:人民卫生出版社,2001.

［26］刘文娜.妇产科护理学［M］.北京:人民卫生出版社,2010.

［27］张艳艳.妇产科护理［M］.武汉:武汉大学出版社,2012.

［28］金庆跃.妇产科护理［M］.上海:同济大学出版社,2015.

［29］丁昀.育婴员［M］.北京:中国劳动社会保障出版社,2013.

［30］高凤.儿科护理［M］.3版.北京:人民卫生出版社,2015.

［31］朱凤莲,王红.母婴护理员［M］.北京:中国时代经济出版社,2011.

［32］崔焱.儿科护理学［M］.北京:人民卫生出版社,2001.

［33］万梦萍,匡件潇.母婴护理员（月嫂）［M］.2版.北京:中国劳动社会保障出版社,2012.

［34］贾琳,杨勤,郑曼珍.母婴护理员（月嫂）［M］.2版.武汉:湖北科学技术出版社,2012.

［35］武明华.月嫂［M］.北京:中国农业科学技术出版社,2013.

［36］王丽茹,姚冰.月嫂服务技能一本通——产妇和新生儿的护理［M］.北京:人民军医出版社,2012.

［37］罗碧如.月嫂家政服务一点通［M］.成都:四川大学出版社,2010.